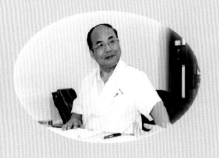

乔振纲老中医治癌经验

主　编　　乔振纲
副主编　　乔　俭　郭海涛　亢舟航

河南科学技术出版社
·郑州·

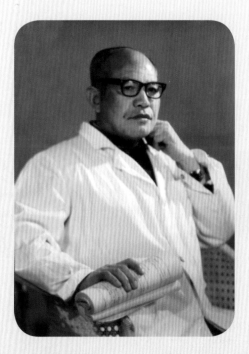

谨以此书献给先父（首批全国老中医药专家学术经验继承指导老师、河南省中医药学会原副会长、豫西中医泰斗、乔氏中医第四代掌门人）乔保钧先生。

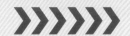

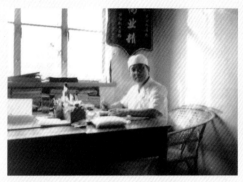

︿ 在洛阳市第二中医院工作时留影

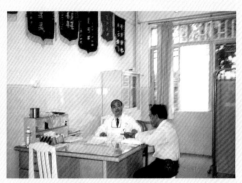

︿ 在中山市广济医院工作时留影

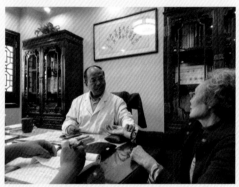

︿ 在乔振纲工作室为患者诊病

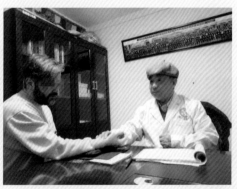

︿ 为法国友人诊病

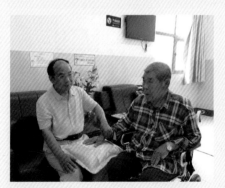

︿ 为特级战斗英雄张计发进行诊脉

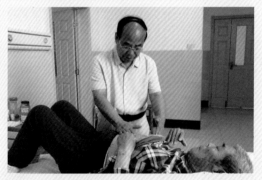

︿ 为特级战斗英雄张计发进行触诊

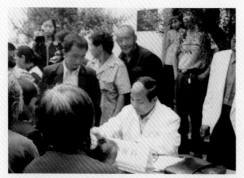

︿深入农村为农民群众看病

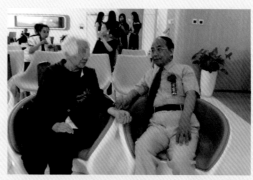

︿学术会议（秦皇岛）间隙为北京某老干部诊脉

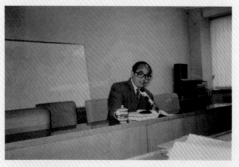

︿在中医现代化发展研讨会（北京）上演讲

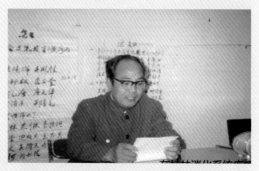

︿在消化系统疾病研讨会（桂林）上演讲

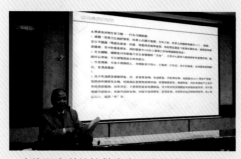

︿在洛阳市科技馆做癌症预防的讲座

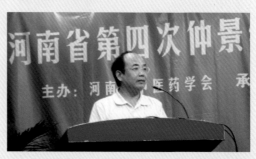

︿在河南省第四次仲景学术研讨会（南阳）上演讲

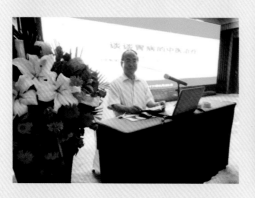

︿在河南省基层医生培训班（许昌）上演讲

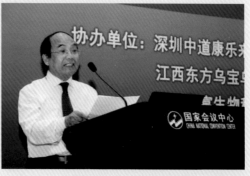

︿在北京国际服务贸易交易会中医论坛上演讲

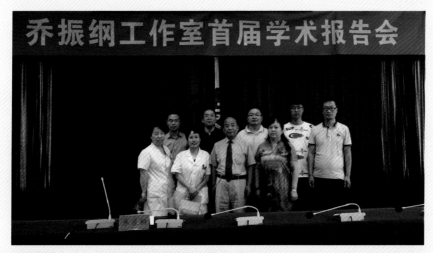

▲乔振纲工作室团队成员在首届学术报告会后合影

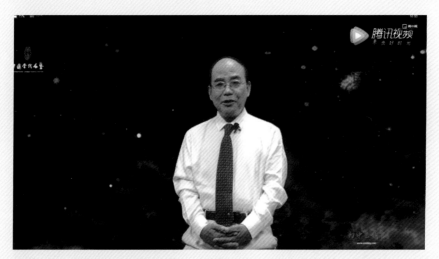

▲应 CCTV4 频道《中国当代名医》栏目邀请做"我为中医代言"的演讲

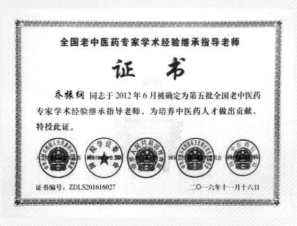

▲被评为第五批全国老中医药专家学术经验继承指导老师

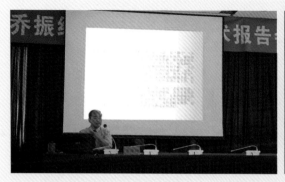

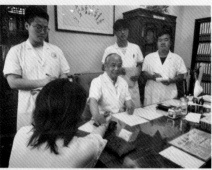

▲ 在 2019 年 5 月 26 日举办的乔振纲工作室首届 ▲ 临床带教一瞥
　学术报告会上做专题演讲

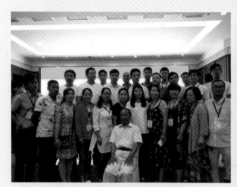

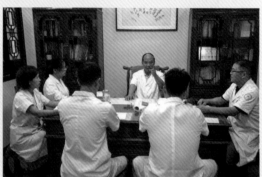

▲ 在许昌讲课后与部分学员合影 ▲ 为徒弟传授经方应用经验

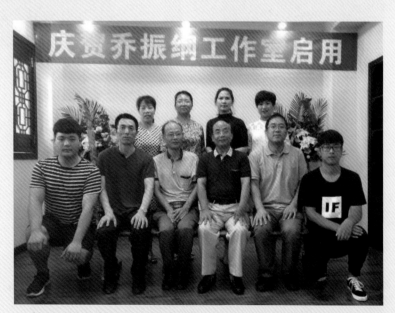

▲ 乔振纲工作室启用时与众弟子合影

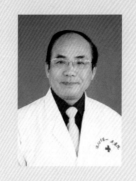

　　乔振纲（1948年出生）出身于名闻豫西、声震中原的中医名门——乔氏中医世家。乔氏中医肇始于清代中叶，迄今历经六代传承，先祖三辈皆为大儒大医，整个家族中操业岐黄者先后达15人。

　　乔振纲为著名老中医、豫西中医泰斗乔保钧的长子，乔氏中医世家的第五代传承人，幼承祖训，尽得家传，又经河南中医学院（现河南中医药大学）本科深造。曾先后在洛阳市第二中医院（任门诊部主任，兼门诊党支部书记，被张仲景国医大学特聘为名誉教授）、广东省中山市广济医院（任中医疑难病治疗中心主任、院长顾问、专家委员会副主任委员）工作，2002年年底调至洛阳市第一人民医院工作至今。1991年经国家人事部（现国家人力资源和社会保障部）、卫生部（现国家卫生健康委员会）、国家中医药管理局批准，被确认为首批全国老中医药专家乔保钧教授的学术继承人，跟师3年毕业。2001年晋升为主任医师。

　　乔振纲教授对业务刻苦钻研，对技术精益求精，理论功底深厚，临床经验丰富。擅治慢性乙肝及肝硬化、慢性胆囊炎及胆结石、冠心病、心肌炎及顽固性失眠，慢性肾炎、慢性肾衰竭及肾结石，慢性前列腺炎及男子性功能障碍、男子不育症，慢性胃炎及消化系溃疡等疑难杂症。二十余年来潜心研究各种癌瘤的治疗，经常应邀到全国各地会诊。曾荣获河南省卫生系统先进工作者称号；被聘为洛阳市年度科技进步奖评审委员会委员。2012年，经国家人力资源和社会保障部、国务院学位委员会、教育部、国家卫生和计划生育委员会（现国家卫生健康委员会）、国家中医药管理局批准，被确认为第五批全国老中医药专家学术经验继承指导老师。

　　先后在省级以上刊物发表学术论文70余篇；参编著作多部，主编专著4部。

专著之一《乔保钧医案》（北京科学技术出版社1998年8月出版）。是书汇集了乔保钧老中医临床验案202例，大多数为疑难病案，案案真实，个个典型，每案最后加以精练的按语，理论与实践相结合，予以精辟解析和点评。

专著之二《实用中医痰病证治》（人民卫生出版社2001年6月出版）。本书内容涉及痰的概念，古今医家论痰、治痰经验，痰病的现代研究，痰邪致病及体征特点，痰病治则治法，治痰常用方药，常见中医痰病辨证论治，临床常见疑难病从痰论治的验案选萃等。该书体例新颖，内容丰富，博采众家之长，理论联系实际，又展示作者临证经验体会，结合现代研究成果。

专著之三《乔振纲医案医论精编》（学苑出版社2016年8月出版）。本书是乔振纲教授临床实践经验与学术思想、理论观点的系统总结及集中展示。医案资料真实可靠，诊疗记录翔实规范，医案内容丰富精当，涉及门类驳杂众多，内外妇儿各科均有兼顾，其中所涉各种疑难重症和癌瘤的医案较为典型。

乔振纲学术思想，除秉承"天人合一""以人为本""整体调控""平衡阴阳"等基本理念外，还具有以下特点：立足整体调理，务求阴平阳秘；精于辨证施治，谨守中医病机；区分急、慢、重、危，应对策略各异，尤其是强调和重视"标本辨证"的运用。对源于《黄帝内经》的"标本"观，从概念、哲学内涵及临床应用的广泛性等方面进行了深入探讨和阐发，系统分析了"标本辨证法"对临床实践的指导意义及运用要点。

序一

乔振纲主任医师，是豫西中医泰斗、首批全国老中医药专家学术经验继承指导老师乔保钧先生的长子，是声名显赫的乔氏中医世家的第五代继承者。我和乔保钧老先生交情甚笃，老先生在世时，我们经常就中医学术方面的许多问题进行切磋和深入探讨，就经方的临床运用经验畅谈心得，进行交流，他是我心目中值得尊敬的前辈和老师。在与乔保钧老先生的密切接触中，我早早就认识并了解了乔振纲。

乔振纲在中医名门环境的熏陶之下，年少之时便立志岐黄，喜欢中医，热爱中医，每课余或假期时间便随父学习中医，在其父口传心授的启蒙下，渐入中医之门。他天资聪颖，勤奋好学，及至高中毕业，就能运用针灸和一些家传秘方治疗一些常见病。从20世纪60年代的赤脚医生起步，又经河南中医学院本科5年的深造，为他插上了"理论"的翅膀，使他成为一个名副其实的中医接班人和后起之秀。他先后在豫、粤两地从事中医临床，内外妇儿各科均有涉猎，尤擅长治疗冠心病、肝硬化、糖尿病、慢性肾病、癌瘤等多种疑难病，因医技不凡，疗效卓著，慈善厚道，医德高尚，深受广大患者的喜爱和信赖，在中原大地和珠江三角洲地区有较高声望。

乔振纲教授自步入岐黄以来，心无旁骛，专攻学术。在医疗实践上精益求精，在医学理论上孜孜探源。他在临床中对患者关心备至，和蔼可亲，望闻问切，细致入微，处方用药，力求严谨、精当、简廉、效卓；略有闲暇则勤奋笔耕，总结经验，著述颇丰，硕果累累。2012年，被确认为第五批全国老中医药专家学术经验继承指导老师。

医学溯源，薪火相传。人过留名，雁过留声。我医者，面对不同患者，其诊疗过程表面上看仅是分秒所为，因人处方而已，似乎鸿毛之轻，而隐藏于医者整个诊疗过程中的逻辑推理、分析判断，用药之机变，却有泰山之重。在我们的社会中，不同区域都有一些被老百姓交口赞誉的名老中医。这些老中医的"名"，源于他们在诊疗中的效验以及在百姓心目中的广泛影响；这些老中医的"老"，则源自他们在中医事业上辛勤耕耘的时间跨度。组合在一起的"名老"二字，则有着难以用语言表达的多方面的涵义。其中既有学术层面的严谨，又有经验层面的深厚，同时也隐含着淡淡的人文情怀。我们的政府早就在思考，也已经在行动，把具备"名老"分量的中医从中医群落中甄选出来，然后把这些人的经验传承下去。这，就是中医传承的宗旨和使命！

我为中医事业后继有人，后浪赶前浪，一代更比一代强，感到由衷的欣慰！

中医治疗肿瘤，历史悠久，源远流长。治疗方法丰富多彩，特色不一，各有巧妙，毒副作用较小，深受广大民众欢迎。乔振纲教授继承家传绝技，又博采众家之长，取长补短，厚积薄发。在长期的临床实践中，他逐渐探索并总结出治疗癌症应"扶正固本""整体调理"的正确思路。在这一思路的指导下，谨守中医病机，善于辨证施治，众多的癌瘤患者在乔振纲教授的"见癌不治癌"的"太极"医道干预、调理之下，逢凶化吉，重现生机！典型验案，不胜枚举。得悉，乔振纲教授经常应邀到全国各地会诊，真乃名不虚传也。

经验在于积累，成就出自勤奋。积沙成塔，集腋成裘。乔振纲教授怀着一份对中医事业的耿耿情怀，出于经验传承的责任担当，虽古稀之年，仍老骥伏枥，志存高远，废寝忘食，秉烛达旦，亲力亲为，精心编纂，把自己二十余年治疗癌症的经验编辑成书。是书病例时空跨度久远，辨证用药有理有据，诊疗过程述说详细，医案点评分析精辟，言简意赅，令人折服，堪称中医理论与临床经验相结合的佳作。相信《乔振纲老中医治癌经验》一书的出版，会在中医药治疗癌症的学术殿堂上添加浓重的一笔。

借为序之机，谨向乔振纲教授致以良好的祝愿！

唐祖宣

（国医大师）

2020 年 6 月 6 日

序二

　　乔振纲老中医，出身于声震中原的中医世家。其父乔保钧，系首批全国老中医药专家学术经验继承指导老师之一，在全国中医界有一定声望，桃李满天下，深受广大弟子的尊崇和爱戴，有"豫西中医泰斗"之美誉。正是在岐黄名门中医文化的熏陶下，乔振纲年少之时便立志岐黄，以济世救人为追求的神圣目标。在中医世家的环境中，在其父诲人不倦、口传心授的指导下，耳濡目染，细雨润土，认认真真地学习、探索岐黄医道，继承家传医技。门里出身，又经河南中医学院本科5年的理论深造，使他走上临床后很快就能打开局面。由于医术精湛，疗效显著，注重医德，慈善待患，他每到一地都受到广大患者的信赖和称赞。临床业务方面，以擅治疑难杂症著称，尤其在肿瘤的治疗方面独辟蹊径，有所造就，经常应邀到全国各地会诊，蜚声大江南北。

　　乔振纲在临床中始终把医德放在第一位，对患者体贴入微，服务周到，想患者所想，急患者之急，一丝不苟，全心全意地为患者服务；在医疗技术上刻苦钻研，精益求精，在医学理论上孜孜探源，勇攀高峰；结合临床，深入探索，勤于写作，著述颇丰，由此，使理论得以深化、提升，经验得以传播、升华。如果说《乔振纲医案医论精编》（学苑出版社2016年8月出版）是乔振纲治疗各种疑难杂症宝贵经验的认真总结和书面展示，那么，河南科学技术出版社出版的《乔振纲老中医治癌经验》，则是在《乔振纲医案医论精编》基础上的"百尺竿头，更进一步"，是又一部值得关注、研读，极具参考价值的老中医宝贵经验的学术专著。

　　是书是乔振纲老中医二十余年来治癌经验的精心总结。其"扶正固本为首要，整体调理是正途"的治癌理念和思路，既是他治癌经验的高度概括，也是他治癌经验在理论上的升华。这一理念和思路，对于临床中延续已久的治癌不顾体质状况，两眼只盯癌细胞，一味抗癌、杀癌细胞的偏见和陋习，不仅是有力、有理的挑战，而且有着"拨乱反正"的引领作用，对癌症的临床治疗极具指导价值。是书辑录的治癌验案，例例有案可稽，案案真实可靠，理法方药相扣，堪称典型验案，不为过也。

相信《乔振纲老中医治癌经验》一书的出版，将使中医的治癌学术更显精彩，将为中医治癌技术的提高和推广助力，也必将给广大癌瘤患者带来福音。

乔振纲是我老师（乔保钧先生）的长子，当然是我的大师兄。我为师兄在中医事业上取得的成绩和做出的贡献感到由衷的骄傲和自豪。尤其是，得悉师兄不但在治癌方面大展宏图，声震大江南北，而且将自己治癌的宝贵经验精心编辑成册，即将付梓，我为他高兴，为他叫好，为他点赞！

张重刚

（河南省中医管理局原局长）

2020 年 6 月 28 日

前　言

　　癌症，是危害人类健康的头号"恶魔"。其病来势凶猛，恶化迅速，治疗难度大，花费亦大。人们对该病充满恐惧，得知身患癌瘤后，大多如五雷轰顶，寝食难安，抗病的意志及精神陡然崩塌，预后严重不良。

　　难道癌症真的那么可怕？真的是不治之症？

　　说癌症可怕，在未真正认识其本质以前，确实可怕。因为没有正确认识，没有正确的治疗措施，疗效差，死亡率高，使人见癌色变。很多人是得知患癌后被癌症的病名"吓"死的，也有不少人是被所谓的治疗手段（如盲目手术、反复手术，过度化疗、放疗等）"折腾"死的。现在随着对癌症研究的步步深入，对癌症的本质有了更深的认识。

　　祖国医学早在数千年前的《黄帝内经》中就指出"正气存内，邪不可干"，这一论断表明，人体的抵抗力、免疫力既是预防各种疾病（包括癌症等各种顽疾）的坚固防线，也是战胜各种疾病的内在强大力量。基于这个论断，当代著名治癌专家、上海中医药大学博士生导师何裕民教授认为"癌症只是慢性病"，激发、调动人体本身的"抗癌力"，可能是战胜癌症的最本质的措施。我拜读过不少中医治癌专家的经验专著，书中辨证论治的宝贵经验，给人启迪。我更目睹先父乔保钧老中医曾以"谨守病机""扶正固本"的中医理念，以证为凭，运用中医药对癌瘤进行"整体调理"的许多病例，治疗注重调理，用药大多平和，如细雨润土，轻剂缓图，疗效显著，其验案之多不胜枚举。父亲生前曾谆谆教导我：一个好中医，不仅要有效地治疗常见时令病、一般内科杂病，也要善于治疗各种危、急、重症，更要敢于治疗像癌瘤之类的各种凶险顽症。父亲的教诲和激励，给了我以中医药为武器同癌魔做斗争的勇气，坚定了我敢于治癌，努力取胜的信心。

　　2001年，是我从洛阳调到广东的第三年，我接诊了一位癌症患者冯某。他被广东省肿瘤医院确诊为"巨大型肝癌晚期"。经治医师告诉其家属，病情重笃，预后不良，生命期限难以突破4个月，建议手术并化疗，患者拒之，遂转诊于中医。余遵"谨守病机，以证为凭""扶正固本，整体调理"的基本思路进行治疗，经"从长计议，守方缓图"的精心调理，患者坚持服我中药至2007年上半年，一直很好。2007年10月因感冒发热住院，治疗中出现消化道大出血而亡。

一个巨大型肝癌晚期患者，经中医药调理，带瘤生存达6年之久！这一成功案例曾在当地引起不小轰动，消息不胫而走，一传十，十传百，至今从大江南北，四面八方来求诊于我的癌瘤患者，有案可稽的逾越千人，总体来看疗效喜人。临床实践充分证明，癌症不可怕，可防也可治，西医有疗效，中医疗效也很好！

欲问有无治癌的灵丹妙药，答曰：灵丹妙药难寻找，临床经验才可靠。归根结底六句话：中医理念不动摇，扶正固本为首要，整体调理贯始终，以人为本要记牢，谨守病机证为凭，辨证施治细推敲。

乔振纲

2021年5月

引　言
——从癌症发病、肆虐的严峻形势谈起

　　癌症在近半个世纪以来，已成为世界范围内的常见病和多发病，成为危害人民健康的凶恶病魔。根据国际癌症研究中心（International Agency for Research on Cancer，IARC）估计，未来全世界癌症年发病人数将以 3% ~ 5% 的速度递增，全世界每年新发生的癌症患者大约 1 000 万。2020 年全球新增癌症患者约 1 930 万，死亡人数约 1 000 万。在我国，每 65 个人当中就有 1 名癌症患者，每年超过 400 万人被确诊为癌症，每天有超过 1 万人被确诊为癌症，每分钟就有超过 5 人死于癌症，中国癌症发病率、死亡率位居全球第一。可见癌症的发病形势多么严峻。为此，癌症的防治与研究正成为全世界医学家日益关注的课题，也是广大人民群众日益关切的热门话题。

第一章 祖国医学对癌瘤的认识

一、祖国医学对癌瘤认识的历史探寻

我国是世界公认的文明古国，有着数千年的悠久历史和光辉灿烂的文化文明。其中的中医学，被称为与"四大发明"比肩的中华传统文化的瑰宝，是中华民族引以为豪的对世界最伟大的贡献之一。那么，中医学对严重危害人类健康的癌瘤病魔，有着怎样的认识？下面，让我们拂去岁月的风尘，重温和探寻中医与癌魔顽强斗争的历史篇章。

"嵒"（癌）字最早出现在约 3 600 年前的殷商甲骨文中。古人通过实际观察，发现癌灶的外形"高突如岩顶，烂深如岩壑"，故用象形字"嵒"来表示。在文字演化过程中，后人在"嵒"的上面加上病字头，而演变成"癌"字。

据考证，真正用"癌"字表示恶性肿瘤并见之于文献者，当首推南宋时期的杨士瀛。他在所著《仁斋直指方》（撰于 1264 年）中曰："癌者，上高下深，岩穴之状，颗颗累垂……毒根深藏……"，可见"癌"字作为恶性肿瘤的名称，由来已久，相沿为习。随后，各代医家对癌症的病因、发病机理、治疗手段、辨证用药等进行了延续不断的深入研究和探索。

恶性肿瘤的证候在祖国医学早期文献中就曾有过描述，如《黄帝内经》（以下简称《内经》）的"肠覃""石瘕""膈中"，《难经》的"积聚"，《诸病源候论》的"癥瘕""石疽""石痈"，以及后世所说的"失荣""石疔""肾岩"，有的属于胃肠、子宫、肝、胰等脏器和体表的肿瘤。在癌瘤的病理因素上，历代医家大多归因于瘀、滞、痰、湿，《丹溪心法》曰："凡人身上、中、下有块者，多是痰。"临床实践表明，恶性肿瘤是一类有特殊本质的疾患，和一般的内科病症并不完全一样。瘀、滞、痰、湿在肿瘤的发病中确实存在，但还不能完全概括癌瘤发病的全过程。如恶性肿瘤所致的腹腔肿块和疼痛，传统将其归入"癥积"和"痛证"范畴，但实际上它和内科杂病中其他疾患所致的腹腔肿块疼痛不同，动辄用化瘀消痰、理气止痛等法治疗，其效果常不满意，甚至无效，并且在病程转归上也迥然有别。临床实践还表明，结合辨病应用有清热解毒作用的药物，如白花蛇舌草、蜀羊泉，解毒消肿的蟾酥、蜂房，解毒止痛的蜈蚣、全蝎，解毒化湿的土茯苓等治疗癌瘤，往往收到一定效果。由此可见，恶性肿瘤的发生发展，不仅与瘀、滞、痰、湿有关，而且有着更为重要的特异性致病因素，这个致病因素就是"癌毒"。

有关肿瘤治疗的最早记录见于先秦的《周礼》，其中的"疡医"主张采取内外合治的方法治疗"肿疡"，其中就包括肿瘤。

春秋战国时期出现的《黄帝内经》奠定了中医肿瘤治疗学形成与发展的基础。书中探讨了肿瘤发生发展的病因病机，记录了多种肿瘤的临床表现，并最早记载了中医对肿瘤转移的认识。《内经》认为，肿瘤的产生是由于"虚邪之中人也……留而不去……息而成积"，以及"喜怒不适……积聚以留"等造成的。归纳起来即为外感六淫、内伤七情及客气邪风中人，造成脏腑阴阳失调，经络郁滞，气血阻隔，从而导致肿瘤的发生。如《内经》在讨论筋瘤、肠瘤时提及"邪气客""结气归之"及"其气必虚"，即将外邪盛、正气虚、邪毒留滞归纳为肿瘤发生的原因。此外，在《素问·异法方宜论》中已注意到肿瘤的发生还与环境因素有关，地域水土和生活习惯与特定肿瘤的产生有着密切关联。《内经》中所记载的肠覃、伏梁、马刀、石瘕、积聚、噎膈等病证与现代某些肿瘤的临床表现极为类似。如《灵枢·邪气脏腑病形》中描述的"胃病者，腹䐜胀……膈咽不通，食饮不下"，与现今临床所见的食管、贲门、胃部肿瘤的临床症状相类似。《灵枢·百病始生》云："虚邪之中人也……留而不去，则传舍于络脉。"瘤者，留也，日久则传舍或留着于各处，此为中医对转移性肿瘤疾病的最早记载。

《内经》中所体现出来的整体观念及辨证论治的基本理论，以及"治未病"的预防医学思想，是指导后世早期预防、诊疗肿瘤的准则。《内经》载有"坚者削之""结者散之"等治疗法则，对当今防治肿瘤疾病仍有较强的指导意义。

中华人民共和国成立以来，党的中医政策为中医学注入新的生命力，出现欣欣向荣的新局面。随着中医事业的日益振兴，中医的肿瘤防治事业蓬勃发展，全国各地纷纷建立起肿瘤的中医科研机构和治疗临床基地。有关中医肿瘤学的专著、论文，汗牛充栋。中医对癌瘤的治疗手段更加丰富多样，方药研究更加深入，治疗效果更加显著。

中医治疗癌瘤的独特优势，正在得到而且越来越充分得到实践的验证，得到广大人民群众的认可。

二、祖国医学对癌瘤发病原因的认识及探讨

传统中医学对肿瘤的发生原因曾经有过一系列深刻论述，这些论述虽然还不够全面，或者夹杂有不正确的推断，但是确有不少合理的、精辟的见解。实际上，直到今天现代医学也没有将肿瘤的病因完全解释清楚，比较统一的看法是，环境中的致病因素，例如各种不正常的物理和化学刺激，还有人体的内部因素，比如遗传和精神因素，都有可能是肿瘤的病因。

简而言之，癌瘤发病的原因不外乎内、外两个方面。所谓内，即我们人体本身的内在原因；所谓外，即来自外部环境，"嫁祸于人"的各种致癌因素。

（一）人体本身的内在原因

1. 正气亏虚是癌瘤发病的病理基础

中医非常重视和强调"气"对人体健康的作用。元气、中气、血气、卫气、阳气及各脏腑之气，统而言之曰"正气"。正气，决定着人体脏腑功能的盛衰，决定着抵抗力、免疫力，以至于内在修复力、整体生命力的强弱。正气强盛者，对外在致病邪气、邪毒，有强大的抵御能力，即《内经》所云"正气存内，邪不可干"，"猝然逢疾风暴雨而不病者，盖无虚"。癌瘤发生的原因，就人体本身而言，除遗传因素外，首先责之于人体正气的不足。

其正气不足既有生理上的因素，又有病理方面的原因。癌症患者以中老年居多，经言"人过四十而阳气自半"。中老年后，肾气渐亏，脏腑功能进入自然衰退阶段，正气因之而日渐不足；而长期情志失调、忧思焦虑、抑郁不乐，不仅使气机失畅，日久还会影响阳气的振奋，损伤肝脾，中焦不运，生化乏源，或因饮食不当，劳欲太过等能损伤脾胃，致正气虚弱。正虚，不仅是癌毒得以侵入和滋长的前提，而且是决定癌症发展过程的主要因素。患癌症之后若能得到积极的治疗，特别是在经过手术切除癌瘤之后，及时地予以扶正治疗，使正气强盛，对限制癌毒的扩散，改善生存质量，延长生存期有着明显的疗效，甚至因之而治愈者，不胜枚举。癌症是本虚标实疾患，在病理因素上除癌毒外，瘀、滞、痰、湿也是很重要的病理产物，对此，前人论述较多，如清代高秉钧《疡科心得集》云："癌瘤者，非阴阳正气所结肿，乃五脏瘀血、

浊气、痰滞而成。"然而，在众多标本矛盾中，癌毒侵袭，消亡正气，正气亏虚，癌毒益猖。因而，从某种意义上来说，癌症的本质就是癌毒肆虐和正气亏虚的互动过程。

总之，不管何种原因，只要导致正气亏虚，抵抗力低下，外来邪气、邪毒便可乘虚而入，潜伏于体内的癌毒便乘机滋长，渐而形成癌瘤。可见，正气亏虚是癌瘤发病的病理基础。

2. 客观存在并潜伏于体内的癌毒是癌瘤发病的内在元凶

临床实践表明，癌瘤的发生发展，不仅与瘀、滞、痰、湿有关，而且有着更为重要的特异性致病因素，这个致病因素就是"癌毒"。

癌瘤与毒邪有关，古今医家有类似的认识。《中藏经》说："夫痈疽疮肿之所作也，皆五脏六腑蓄毒不流则生矣，非独因营卫壅塞而发者也。"近人郁仁存认为，"热毒内蕴"是癌瘤的一大病因。封菊秋认为：癌症常由邪热蕴郁，郁结不化，灼烁脏腑，日久生毒而成肿块所致。临床则往往表现为发热，肿瘤急骤增大。已故名老中医张泽生教授则明确提出了"癌毒"的概念，他在论述宫颈癌、阴道癌的病机时说："病理上由于癌毒内留，湿热内伏，瘀血凝滞，这是实的一面……"这些说明古今医家已经认识到毒热与癌瘤之间的关系。但前人没能把致生癌肿的"毒"和内、外科及温病中所说的"毒邪"区分开来，只是在癌肿溃烂，流淌脓水，分泌恶臭或伴有发热，痢下脓血时才强调毒邪的致病性，因此他们的论述未能引起后世医家的足够重视。张泽生等认为：引起癌瘤的"毒"是一种特殊的毒邪，它是促使所有恶性肿瘤发生的一种特异性致病因素，系由外感六淫、内伤七情、饮食劳倦等各种病因长期作用于机体，使经脉阻滞，气血不和，脏腑失调，浊邪积聚，进而所变生的一种强烈致病物质。当其产生并成为新的致病因素时，机体开始患有恶性肿瘤，并且不一定有显著的症状，随着病情的发展，脏腑功能失代偿时就进入临床阶段。因此说，由外侵入或潜伏、蕴藏于体内的癌毒是恶性肿瘤发病的内在元凶。

（二）诱发癌瘤的外部原因

1. 六淫之邪对人体的侵袭

中医所谓之六淫，是泛指一切引起外感病的致病因素。中医早就认识到肿瘤的发生与外邪侵袭有关。《灵枢·九针论》曰："四时八风之客于经络之中，为瘤病者也。"《灵枢·百病始生》曰："积之始生，得寒乃生，厥乃成积也。"《灵枢·痈疽》记载："热气淳盛，下陷肌肤，筋髓枯，内连五脏，血气竭，当其痈下，筋骨良肉皆无余，故命曰疽。"《灵枢·刺节真邪》记载："虚邪之入于身也深，寒与热相搏，久留而内着……邪气居其间而不反，发为筋瘤……肠瘤……昔瘤。"金代刘完素曰："疮疡者火之属。"窦汉卿在《疮疡经验全书》中指出，妇人阴浊疮、阴茄、翻花疮、匿疮等，皆由湿热与心火相击而生。《医宗金鉴》认为，茧唇因"积火积聚而成"。以上论述说明，六淫邪气与"积证""痈疽""瘤""翻花疮""积聚"的形成有关。而古人所谓之"积证""痈疽""瘤""翻花疮""积聚"等，即现在临床上常见各种不同的肿瘤。

2. 饮食不节或不洁，或嗜酒无度

脾胃为后天之本，若寒热饥饱无常，或恣食肥甘、辛辣或嗜酒无度，尤其是常食滚烫、煎炸、熏烤食物及腌制品、霉变食品（大量研究证实，此类食品有很强的致癌作用），皆可损脾伤胃，轻者会产生腹胀、呃逆、反胃、泛酸、胃脘痛等诸多常见的脾胃病，重者会引起"噎膈"（食管癌）、"癥瘕""肠覃"（胃癌、肠癌）等。正如喻嘉言《寓意草》所云："滚酒从喉而入，日将上脘炮灼，渐有腐熟之象，而生气不存，窄隘有加，止能咽水不能纳谷者有之，此其所以多成膈证也。"《医学统旨》亦云："酒面炙煿、黏滑难化之物滞于中宫，损伤肠胃，渐成痞满吞酸，甚则为噎膈反胃。"并进一步提出："得斯疾者，不可轻视，必须早治。"其所谓"膈证"，即指今之食管癌、贲门癌而言。可见，饥饱无常，或恣食肥甘、辛辣或嗜酒无度，尤其是常食滚烫、煎炸、熏烤食物及腌制品（含亚硝酸盐）、霉变食品（含黄曲霉素），均有较高的致癌概率。

三、祖国医学防治癌瘤的基本策略和方法

1. 总体战略

强调未病先防，预防为主，注重养生；善治未病，既病防变，既变防危。

2. 指导思想

扶正固本，整体把控，谨守病机，标本兼治，辨证施治，以症为凭。

3. 治疗手段及治法

（1）中药煎剂的常规治法：①扶正固本法。②清热解毒法。③活血化瘀法。④祛湿化痰法。⑤利水逐饮法。⑥理气消滞法。⑦泻下逐水法。⑧以毒攻毒法。⑨固涩收敛法。⑩软坚散结法。

中药煎剂主要以内服为主。另外，也常以热敷病灶，或灌肠、冲洗等外治法作为辅助治疗的手段。

（2）中药外治诸法

1）膏药外贴：将特制膏药外贴于癌瘤局部或其对应部位，旨在活血化瘀、消肿止痛、散结消瘤。

2）围敷法：将选定的新鲜植物药捣烂，或将相应的干燥中药粉研成细末，用清水、醋、麻油、蜂蜜或猪胆汁等调和成糊剂、软膏等剂型，直接敷于癌灶部位，并定时换药，起消肿止痛、散结消瘤的作用。

3）腐蚀法：选用硇砂、火硝、降丹、明矾、烧碱等，制成散剂、药条、膏剂等，直接用于暴露的癌灶表面或肛管、阴道腔隙的肿瘤部位，腐蚀瘤体，达到去腐生肌、解毒消肿之效。

4）吸入法：将选定的治疗药物雾化为水气，从鼻腔、口腔吸入，或直接喷射进入，以治疗鼻腔、口腔及肺部的病变，起到润喉、清咽、疗疮抑癌等作用。

5）其他外治法：如结扎枯瘤法、穴位贴敷法、穴位针刺法、艾灸法等，可依据病况酌情选用。

第二章　现代医学对癌瘤的认识

一、现代医学对癌瘤发病原因的认识及探讨

癌瘤是危害人类健康的头等"恶魔"。全世界医学科学界投入大量人力、物力和财力对其进行持续不断、多学科、多方位的深入研究，临床治疗方面，已取得不少进步，但至今仍无突破性进展。可喜的是，对其发病原因的探索，已经越来越明确，其发病原因的本质和真相，正一步步地被揭示出来。值得注意的是，就其发病原因而言，现代医学与中医学都认为不外乎内、外因两个方面，可谓殊途同归，不谋而合。

（一）外因方面

1. 外在生活环境存在的致癌因素

各种外环境的不利因素是癌症产生的直接原因。环境中的致癌物质主要源于空气污染、水源污染、农药污染，以及各种食品添加剂的过量使用。

（1）空气污染：研究发现，近50年来，随着工业和经济的发展，人们生活水平的提高，肺癌的发病率也显著升高，特别是世界经济发达地区的肺癌患者成倍地增加。

为什么肺癌的患病率增长如此之速？这与近代工业和交通运输业的发展，造成空气污染是分不开的。动物实验证明，空气污染物中的多环碳氢化合物有致癌作用。在工业发达的地区，工业生产过程中可排放出各种烟尘、金属粉尘、纤维及各种化学物质，如苯并芘、氮氧化物、烃类、光化学氧化剂等。在日常生活中，炉灶、锅炉排放出的烟尘、二氧化硫，交通工具排出的苯并芘、氮氧化物、烃类等，这些物质排放于大气中被人直接吸入，可诱发多种疾病，如肺癌等恶性肿瘤。实验证明，空气中有致癌作用的物质有30多种，其中多环芳香烃类的苯并芘，为空气污染中的主要致癌物质。

（2）水源污染：许多癌症的发生与饮用水不洁密切相关。部分地下水已不同程度地受到化学物质——汞、氰化物、酚、铬、砷、石油等的污染，并已造成不同程度的危害。

（3）农药污染：农药 DDV（敌敌畏）有一定的毒性，使用不当就可使人急性或慢性中毒，甚至诱发癌症。已有 DDV 慢性中毒而诱发肝癌的报道。

（4）食品添加剂的过量使用：食品添加剂对于有些食品是必不可少的。食品添加剂不仅可以保证食物的色泽、口感，还可以让食品便于储存，不会马上腐烂。但是食品添加剂的应用一定要遵照并严格执行国家有关部门制定的法规和使用标准，不得随意添加和过量使用，否则会影响健康，有的甚至有致癌的风险。

有致癌风险的食品添加剂主要有以下几种：色素（各类饮料中）、甜味素（软饮料、无糖烘焙食品和甜点中）、嫩肉粉、阿斯巴甜、苯甲酸钠和苯甲酸（果汁、碳酸饮料和一些调味品中）、亚硝酸钠和硝酸钠（腌制肉中）等。

2. 物理因素

包括电离辐射、紫外线、异物（如纤维异物植入皮下）、瘢痕（如食管灼伤形成的瘢痕、肺内瘢痕等）及长期慢性刺激（如长期吸烟斗者易患唇癌、经常咀嚼槟榔者易引起口腔癌等），这些都是外在的容易致癌的物理因素。

3. 化学因素

随着工业化的发展，化学制品与人们的日常生活越来越密切，其中许多化工产品有致癌作用，如烷化剂、多环芳香烃类及芳香胺类化合物、氨基偶氮染料、亚硝胺类、氯乙烯等，均有不同程度的致癌作用。

4. 药物致癌

（1）抗癌药物：如化疗药物，在杀死癌细胞的同时，其本身也有一定的致癌性。如氮芥、环磷酰胺等烷化剂，进入人体后，能与 DNA 分子相结合，进而促使细胞发生突变或癌变，可引起白血病、肺癌、乳腺癌等。

（2）非那西丁：长期服用可诱发肾盂癌、膀胱癌。

（3）氯霉素：可抑制骨髓，引起再生障碍性贫血，甚者诱发白血病。

（4）砷剂：内服可引起皮肤癌。

（5）右旋糖酐铁：局部肌内注射可引起软组织瘤。

另外，有报道称，利舍平、苯巴比妥、四环素、氯喹、异烟肼等均可致癌。药物的致癌性应予高度警惕，不可疏忽大意。

5. 生物因素

（1）病毒致癌：早在 1908 年，Ellerman 和 Bang 首先研究证明，患白血病的鸡，其无细胞滤液注入健康鸡中，可诱发白血病。此后，相继发现了劳斯肉瘤病毒（1911年）、兔纤维瘤病毒（1932 年）、蛙肾腺癌病毒（1934 年）和小鼠乳腺癌病毒（1936年）等。多年来的研究证实，两栖类、禽类、啮齿类、哺乳类动物的白血病、肉瘤、乳腺癌、皮肤癌和肾癌的发病，都与相应的病毒有病因学关系。近年来的研究进一步证明，人类伯基特淋巴瘤、鼻咽癌、宫颈癌、肝癌及成人 T 细胞白血病等癌瘤的发生，也均与病毒有关。

肿瘤病毒属生物性致病因素，可分为 DNA 病毒和 RNA 病毒两大类，其作用特点有：①肿瘤病毒是具有生命的微生物，可进行复制和遗传，进而产生子代病毒，继续发挥致癌作用。②肿瘤病毒对动物和人类都具有感染性，产生疾病并诱发癌瘤。③肿瘤病毒的核酸可整合到宿主的细胞 DNA 链上，通过不同的机制，使细胞发生恶变。④有些肿瘤病毒基因组合中，存在特殊的核苷酸序列，使细胞发生转化恶变。

（2）真菌致癌：大量动物实验证实，真菌有致癌性。河南林州食管癌防治研究所发现在早期食管癌旁增生的上皮内，真菌阳性检出率高达 50%，而早期癌组织中，其阳性检出率亦有 15%；药理及临床试验还证实，黄曲霉素可诱发肝、肺、胃、肾等多脏器癌瘤及皮下组织的肿瘤。

（3）寄生虫致癌：有研究报道，179 例血吸虫病，其中有 33 例伴发肠道肿瘤，并发率为 18.4%，认为血吸虫病可引起肠道黏膜溃疡、增殖及息肉形成，进而演变为肠道肿瘤；近年国内尚有（78 例）胃血吸虫病并发胃癌的文献报告，其发生率远远高于大肠血吸虫病并发大肠癌的发病率；另据报道，膀胱角化癌在血吸虫流行的非洲较常见，被称为"血吸虫性膀胱癌"。

华支睾吸虫的分泌物、代谢产物和死虫裂解物等的刺激，可使胆管产生病变或使胆管上皮出现腺瘤性增生，进而演变为胆管细胞癌。

（4）细菌致癌：临床实践证明，慢性细菌炎症，由于炎性状态的长期刺激和局部组织的反复损伤，容易并常为并发肿瘤的病理基础。

（二）人体内在因素

1. 遗传因素说

临床中发现父子、兄弟姊妹同患食管癌、鼻咽癌、直肠癌的病例屡见不鲜。研究表明，乳腺癌患者的一级亲属与一般人群相比，患乳腺癌的危险性高出 2 ~ 3 倍；双侧乳腺癌者，一级亲属的危险性较一般人增加 4 倍；若绝经前患双侧乳腺癌者，其一级亲属危险性增加 9 倍。其他如人类的结肠息肉综合征、视网膜母细胞瘤、视神经纤维瘤等都有比较明显的遗传倾向。越来越多的证据表明，许多常见的恶性肿瘤都有家族性聚集现象，除少数肿瘤表现出单基因显性或隐性遗传外，大多数的遗传方式只能以多基因遗传的理论加以解释，而且绝大多数情况下，从上一代遗传下去的并非肿瘤本身，而是肿瘤的易感性。

2. 免疫因素说

临床上许多案例说明肿瘤与免疫有密切关系。如：①自身患免疫性疾病者，患白血病及网状系统肿瘤的概率明显升高。②器官移植术后，长期使用免疫抑制剂者，其肿瘤发病率升高。③从伯基特淋巴瘤、黑色素瘤中已提取出特异性抗原，以及甲胎蛋白、癌胚抗原等肿瘤的相关抗原在临床中的广泛应用，这些都提示肿瘤与免疫有关。

3. 精神因素说

人体是一个生理和心理密切结合的整体。正常的精神状态，保持人体内在环境的平衡，此平衡是通过神经体液系统来调节的。而情志的突然急剧变化，尤其是长期和过度的精神刺激，影响、干扰神经 – 体液 – 免疫 – 内分泌的抑制或兴奋，从而破坏人体内环境的稳定，这就有可能使正常细胞发生癌变或促使癌细胞增殖。如医学界对精神病患者的调查中发现，妄想型精神病的患者，其肿瘤的发病率高于正常人；一位英国医生对 250 例癌症患者进行全面调查，发现癌症发病前，受过强烈精神刺激的竟达 230 例，可见不良精神状态是癌瘤发病的不可忽视的一个因素。

4. 细胞癌基因说

近几年来，随着生物分子学的快速发展，肿瘤发病原因的研究取得本质上的重大突破，那就是发现并形成了"细胞癌基因致癌说"——机体内癌基因的激活和抑癌基因的失活是肿瘤发生的本质原因。

该学说认为，人类体内的细胞基因链中，存在着"癌基因"和"抑癌基因"。所谓癌基因，是指能导致细胞恶性转化的核酸片段，主要包括病毒癌基因、细胞癌基因，还有与细胞生长因子及其受体、蛋白激酶、转录因子及其信息加工、传递等有关的基因。所谓抑癌基因是一大类可抑制细胞生长并能潜在抑制癌变作用的基因。正常情况下，在机体内部强大免疫功能及"抑癌基因"的共同监视下，潜伏于体内的各种癌基因处于"守规矩"的"封闭"状态，如若机体受到内、外各种致癌因子的侵袭，打破了内环境的平衡，损伤了免疫及免疫监视功能，阻碍或破坏了抑癌基因的抑癌功能，那么，癌基因因失于管束而被激活，其致癌的恶性"本能"得到"释放"，于是，在其主导下，促使细胞无序增殖，疯狂生长，终而转化成癌瘤。

二、现代医学对癌瘤治疗的基本对策

（1）强调早发现，早治疗。

（2）治疗手段：放疗、化疗、手术切除及治疗过程中的对症处理。

第三章 治癌经验辑要

一、论癌症治疗的中医思路及对策

（一）从癌症发病的内在原因，谈中医治癌的思路

——单纯抗癌不可取，扶正固本为首要

癌症发生的病原学原因，在于人体内部存在的癌症基因。正常情况下由于机体的强大抵抗力和免疫力，尤其是在强大的免疫监视功能的监视下，癌症基因处于被抑制或被"封闭"的"静止"状态，体内一切相安无事。一旦机体受到"邪恶"因素的侵袭和骚扰，打击和损伤了机体的抵抗力、免疫力，特别是导致免疫监视功能的紊乱和低下，癌症基因被不良因子激活，在失去管制的情况下使细胞发生"基因突变"，拼命增殖，无序疯长，迅即形成癌瘤。祖国医学认为，疾病的形成首先责之于人体本身正气的不足。正如两千多年前的《内经》所云"正气存内，邪不可干""邪之所凑，其气必虚"。中医学所谓的正气，指的就是人体对外界的适应力，对外邪的抵抗力，对疾病的免疫力，患病后的内在修复力和生命力。"内因是变化的根据，外因是变化的条件"，根据以上观点，癌瘤形成的根本原因，在于机体本身，责之于机体本身的抵抗力和免疫力，尤其是免疫监视功能的受损和低下。明乎此，有助于我们确定从哪方面入手，从哪方面着力，采取哪些措施对癌症进行治疗和预防。

癌症属慢性消耗性疾病。本病轻则耗气伤津，重则脏腑功能受损，甚则脏腑衰败，真元枯竭，迅即出现恶病质，终因阴阳离决而丧命。可见正气亏虚，不但是癌症发病的重要内因，而且是贯穿癌症病程始终的基本矛盾。因此，治疗癌症的全程都应特别强调扶正固本。反对两眼只盯着癌细胞，不顾胃气强弱、气血盛衰、体质虚实，只知

滥用所谓解毒抗癌药或大量罗列堆砌抗癌药物。那种只知单纯抗癌、一味抗癌的思路，我认为无异于化疗抗癌法。化疗抗癌疗法，虽有些许疗效，但毒副作用明显，对机体损伤太大，甚至有许多患者，并非死于癌症病情，而是过度化疗致死。若不从增强人的体质入手，忽视扶正固本，即使把肿瘤切了，甚至在切割时，为"除恶务尽"，有意"扩大战果"，对瘤体及其盘踞之处的周围组织尽切、尽挖，彻底"清剿"。表面上看，似乎挖掉了病根，但潜伏于体内的"癌基因"还在，形成癌瘤和癌瘤赖以生存的内环境依然如故，甚至更加恶化。在此条件下，"癌基因"一遇机会，便重新"兴风作浪"，形成癌瘤的术后复发甚至转移，这种情况，临床中屡见不鲜。这个惨痛的教训，难道不应当引起反思？不应当寻求其他的治疗途径和方法吗？毫无疑问，针对机体，扶正固本，应为中医治疗癌症的正确思路。

癌症疗程中的扶正固本应着重以下方面。

1. 重益气

临床实践证明，癌症患者要么本来就有气虚的病理基础；要么病情发展过程中由于邪毒亢盛，损伤正气，很快导致气虚，症见乏力、神疲等。经化疗的患者气虚症状尤为突出。因此，治疗癌症强调扶正，而扶正之举尤以补气为最要。气足，脏腑功能才能强盛；气充，血液才能畅行；气旺，抗力才能增强。补气之药首选人参、西洋参、黄芪、黄精等，尤以人参为佳，宜早用、重用、巧用。

2. 重健脾

脾胃为气血生化之源，是供应机体营养的重要保障。癌症患者由于邪毒内蕴、痰瘀结聚、气滞湿阻等原因而影响脾胃功能，或因治疗中过用清热解毒类的苦寒药物，或长期化疗直接损伤脾胃功能，导致运化失职、消化不良，出现腹胀、纳呆、浮肿、消瘦、便溏等一系列症状，进而累及其他脏腑功能，加剧全局性的气虚，甚至加速恶病质的进程。因此，癌症治疗过程中，要特别注重健脾，时时顾护胃气，脾胃强健，化源才能充沛，气血才能旺盛，抗力才能增强，生命才能延续。从某种意义上讲，留得一分胃气，便留得一分生机。

3. 重补肾

癌症的发生与年龄有一定关系，一般以五六十岁以上之人群较多见，如古人所云："壮人无积，虚则有之。"男子年过"七八"，"天癸竭，精少，肾脏衰"；女子年过"七七"，"任脉虚"，"天癸竭，地道不通"，均进入肾气亏虚、真元虚衰的阶段。说明肾虚亦为癌症发生的根本内因。其治疗，应重视补肾固本。实践证明，通过补肾，填补真元，可提高机体抗癌能力，抑制癌灶发展，促使机体恢复。特别对于应用化疗的患者，通过补肾，可加强肾的排泄功能，及时清除体内毒素，减轻毒副作用对机体的危害，保护骨髓造血功能，进而从根本上增强体质，延长存活时间。补肾药物可酌选山茱萸、巴戟天、淫羊藿、菟丝子、补骨脂、熟地黄等。

（二）从"标本辨证"观，谈癌症治疗的中医思路

——癌瘤属标，人为本，上工治人"不"治病

标本辨证观认为：任何疾病相对于人体而言，所患疾病为标，患病的人体为本。中医强调治病必求其本，也就是说，中医在面对各种疾病时，首先要正视的是患病者的"机体"，在认真研究病情、仔细进行辨证后，分析、判断人体内在脏腑功能盛衰状态及病况下的相互影响情况，气血、阴阳虚实及失调情况等，然后针对人体，拟订整体的调理方案，而不是置体质于不顾，只是针对病状，进行所谓的"头痛医头""脚痛医脚"。

所谓"上工治人'不'治病"，不是真正的不治，而是把单纯治病的思维，换成针对人体进行综合调理的思路，通过调理，不治病而病自消。认可、坚持、实践这一理念，才是名副其实的中医。什么是"中医"，从字面上讲，中医指的是源于、流行于中国的传统医学。进一步，所谓"中"，系指不上不下、不左不右、不偏不倚、不冷不热，中就是中庸，中就是和谐，中就是平衡。所谓中医，就是通过中药及其他自然疗法，对人体进行整体调理，进而达到内在脏腑之间功能的协调，气血津液之间的和谐，最终达到阴阳之间的平衡。"阴平阳秘，精神乃治"，此为中医治疗的终极目标，也是中医治癌强调整体调理的根本目的。

（三）从"整体观"的基本理念，谈中医治癌的思路

——癌瘤病灶牵全身，整体调理把全局

"整体观"是中医学术的精髓，是有别于其他医学体系的最具特征性的科学理念，是指导中医临床获得可靠疗效的基本思路。癌症的治疗更要恪守和遵循这一思路。癌瘤虽为局部病变，但视其生长部位不同，都与一定的脏腑密切相关。而脏腑经络相连，气血相通。故局部病变可累及他脏，导致整体的气血阴阳失调。以肺癌为例：由于肺主一身之气，故肺癌患者常有气虚、气郁、气滞。气滞日久则血瘀，从而出现气短、

乏力、胸闷、胸痛等症。气郁化热，热伤络脉可见咯血；肺主布津，肺津不布，加之气郁化热，热邪内蕴，炼津为痰，可见痰多；痰邪阻肺，宣肃失常而引起咳嗽；肺与大肠相表里，肺癌日久，肃降失常，影响大肠腑气的通降，可致大便秘结或排便不畅；由于腑气不降，浊气不排，清气不升，加之脾"土"与肺"金"的母子相生关系，肺金患病日久必累及其母（子盗母气），导致脾虚，出现腹胀、纳呆症状；肺"金"与肾"水"又为母子相生关系，肺病日久，母病及子，进一步导致肾虚，出现一系列肾虚症状……因此，对肺癌的治疗思路不能仅仅局限于肺，而应着眼整体，把握全局，在补气固本、化痰除湿、宣利肺气、软坚散结的同时，还应根据具体情况，或清热解毒；或养阴润燥；或凉血止血，益气摄血；或健脾和胃，培土生金；或补肾填精，固本复元。

因此，治疗中不能局限于局部癌灶，而应立足全局，区分癌瘤不同部位和病程的不同阶段，结合全身脏腑、气血、阴阳状况，辨证用药，整体调理，才能获得可靠疗效。

（四）从"用药如用兵"之兵法角度，谈癌症治疗的中医思路

——避其锋芒调整体，战略上的"持久战"

治癌的过程，就是一场特殊的战争。既然是战争，就要讲兵法。兵法认为：当来敌气势凶猛，敌强我弱之时，就要"避其锋芒""绕圈子""大迂回"，或"围而不打""寻机歼敌""出奇制胜"；或通过"麻雀战""游击战""持久战"，把敌拖垮。根据以上兵法的战术，中医治疗癌症所谓"见癌不治癌"，就是避癌之锋芒，不与癌灶正面交锋，治法、用药不拘于癌细胞，而是着眼于机体之全局，进行稳妥的、全面的、较长时期的整体调理。通过体内正气全面参与的长期"持久战"，挫邪毒之锐气，使"敌"疲惫，抑制癌细胞的活性，减缓其增殖力、复发力，减轻病状和痛苦，提高生活质量；通过扶正固本的整体调理，可改善脏腑的功能，增强患者体质，激发细胞的活力，提高机体对外邪的抵抗力、对疾病的免疫力、机体受损后的修复力，最终增强生命力，力争战胜癌瘤，至少带瘤生存，延长生命，创出奇迹！

既然是战略上的"持久战"，治疗必须从长计议。应全面认真地分析病情，科学合理地制订方案，精心谨慎地选择方药，应轻剂缓图、稳中求效，反对急于求成、孟浪从事。

由于疗程过长，连续用药，要随时把握邪正关系，力求做到祛邪莫伤正，扶正莫助邪，注意固先天，时时护胃气，使"扶正固本"贯穿治疗始终。反对不顾患者体质

情况孟浪祛邪，滥用、过用攻毒祛邪之品；更反对不明病机，不分虚实，一味拼凑，大量堆砌应用抗癌解毒药物。更要注意守法守方，切忌朝寒暮热，大起大落。

（五）从中医应具备的基本素质，谈癌症治疗的中医思路

——医者使命很神圣，关爱患者善为魂

一个高明的中医，应具备佛家的善心、医家的功底、哲学家的思维、科学家的头脑、军事家的胆识。其中高尚的医德和佛家的善心，是医者必备和首要的素养。对于癌瘤患者，医者应给予特别的关爱、更多的善心。癌症病势凶险，发展迅速，变化多端，预后不良。一旦罹患此病，多数患者面临巨大精神压力，紧张、恐惧，茶饭不香，日夜不宁，有的甚至精神崩溃。鉴于此，对接诊的癌瘤患者，为医者首先要有怜悯之心，要从态度和言语各方面施予更多的关爱，释放真诚的善心，要特别注意和患者进行充分的思想和感情的交流，一个善意的微笑，一句沁人心田的话语，一个电话问候，一次登门随访，都可能给患者带来无限的温暖、莫大的宽慰、巨大的激励，应千方百计减轻患者的精神压力，使其树立战胜疾病的信心和耐心，更好地配合治疗，坚持用药，坚持就是胜利！

临床实践充分证明，中医治疗癌症，不仅具有科学的思维和理念、正确的策略和方法，而且具有可靠、显著的疗效。

二、从标本辨证谈癌症的治疗

标本辨证是我所提出的一种辨证思维方法，临床上自成体系，完全可以独立运用。其与八纲辨证、六经辨证等历代经典辨证方法既有交叉性，又有鲜明而独立的轨迹。我将标本辨证运用到癌症的治疗之中，取得显著效果，其具体应用介绍于后。

（一）立足标本，治病求本

我治疗癌症，围绕标本辨证，始终遵循几个原则：立足整体调理，不能囿于癌灶；强调扶正固本，不能一味抗癌；轻剂缓图为计，不能孟浪从事；谨守基本治则，不能拘泥一方。着重指出在辨证取证之时，首先要搞清楚标本之于癌症和生命之间的关系，在此基础上，判明疾病（指机体所患全部疾病，而不仅指癌症）演变过程中标与本所处的地位，以及各自对疾病预后的实际影响程度，以期在整个生命时段中给予疾病最

大的也是最有效的干预，从而使治疗的实质意义充分展现，根本性地凸显中医治疗的优势，而不至于使患者陷入无奈的安慰性治疗中贻误时机。

标本辨证的核心内容包括：求病因之本（病因为本，症状为标），求体质之本（体质为本，症状为标），求先后之本（先病为本，后病为标），求急慢之本（慢性病为本，急性病为标），求病机之本（病机为本，症状为标）。针对不同种类、不同时期、不同程度、不同症状的癌症，展开症候分析，预后判断，给予不同的用药。

癌症所生，必有其因，是外界因素（环境污染），还是情志因素（肝郁气结）、饮食因素（毒害脏腑），抑或他病发展之因素（比如慢性乙肝演变所成的肝癌、胆囊息肉演变所成的胆总管癌等），治疗之初都应有清晰的认识。癌症既成，往往被视作疾病之根本，死亡之根由。其所现症状，或疼痛，或乏力、气短，或纳差、腹胀，或咳嗽、咯血，或胸腹水，或便血、泄泻等，俱是病标。然多数情况下，癌症又并非人体唯一之病——出于习惯上对癌症的畏惧，导致人们意识上"只有癌症"。这一错觉同时还出现在许多医生的眼里。而正是这一错误认知，造成治疗的杂乱无章，使得医患双方均陷入疲于应付癌症本身之旋涡中，却忽视了人体整体抗病力量。标本辨证本身之要点，恰在于杜绝辨证时的"重病轻证，重大病轻小病"的错误观点，把全部疾病与整体健康对等来看待，而不把疾病分割开来，厚此薄彼。从某种程度上说，标本辨证之本意就是把生命根植于"牵一发而动全身"的观念之上，从细微之处维护机体的健康。

癌症之治，消除症状要与抵御癌症本身的发展结合起来。癌症之病状看似普通之病症，然要消除绝非轻而易举。务要联系病家之体质（体质为本，症状为标）、得病之先后（先病为本，后病为标）、疾病之急慢（慢性病为本，急性病为标），确立明晰的病机思路，厘清轻重缓急，灵活应对，不同阶段选用不同的方药。我认为，癌症治疗必须是一个系统性的工程，基于癌症变化多端、病势凶险，治疗过程中万不可缘木求鱼，拘泥用药，而应放眼癌症形成的背景、发展程度及预期进展等多方面因素来考量，甚至要做到"心里有癌，眼中无癌，见癌不治癌，绕着癌症走"，如此，方可使治疗效应充分发挥出来。

影响癌症治疗效果的因素很多，诸如家庭环境、经济基础、个人性格及心理承受能力等，都会对治疗产生影响。如果单纯依赖药物的功效，则很难达到预期效果。不少癌症患者经多种方法治疗之后，可能伴生各种并发症，比如放射性肺炎、间质性肺炎、心肌缺血、心功能不全，甚至发生转移性癌肿。此时接手治疗，定要弄清楚疾病之先后、病症之缓急，立足标本，谨守"急则治其标，缓则治其本"的宗旨。权衡机宜，为延长寿命考虑，见癌就治癌并非最佳策略。从辩证哲学角度来言，生命是本，癌症只是标，这点不能糊涂。如果因为治疗癌症反而损害了生命的活力，还不如不治癌症。

（二）明辨标本，分型用药

临床上绝大多数癌症患者寻求中医药治疗之时，往往已是病入膏肓，兼有多种合并症，乱象丛生，看似阴虚，却兼有阳虚血瘀；看似阳虚，却又兼阴亏湿毒；而阴阳两虚之中又夹杂瘀毒痰结。如何从所采集到的症状中理出一条思路，确立正确的标本观念，对于生命的延续至关重要。根据晚期癌症常见症状、体征及极期（主要指死亡期）表现，可把癌症细分为两型五证，进行辨证论治。

1. 气阴两伤，脏腑虚羸

我历经十多年观察，发现几乎有一半癌症患者（以肝癌、肾癌、肺癌、宫颈癌居多）起病之初或经多方治疗（手术、化疗、放疗或中药）之后，表现为体格消瘦，面色青黑、萎黄，气短乏力，衄血，午后低热，五心烦热，夜间盗汗，舌红少津，脉细数。随着疾病的进一步发展，机体最终呈现出气血两虚、阴亏津伤、脏腑虚羸的征象。应循疾病发展之规律，把"气阴两伤，脏腑虚羸"视作辨证之本，而把症状表现视作辨证之标。该型又可细分为以下三种类型。

（1）阴亏火旺，肺肾两虚：临床表现为阴虚发热、午后低热、面赤口干、五心烦热、干咳少痰、咳嗽气短、咽燥喑哑，重则咯血、腰酸腰痛、尿血，舌红少津，脉细数。常见于肺癌、肾癌、膀胱癌晚期及肺肾转移癌。

治疗：滋阴降火，补益肺肾。

方药：青蒿鳖甲汤、麦味地黄汤等加减。

常用药物：石斛、秦艽、鳖甲、地骨皮、青蒿、麦冬、百合、百部、五味子、知母、川贝母、生地黄、山茱萸、射干、旱莲草、女贞子、仙鹤草、白茅根、三七粉等。

（2）湿毒血瘀，肝肾阴虚：临床表现为胸胁刺痛、胸闷腹胀、肝大、面目青黑、周身黄染、双下肢浮肿、头晕心烦、口苦咽干、口渴思饮、低热、手足心热或骨蒸潮热、尿赤便溏、形体消瘦，舌红少津、苔黄腻，舌边有瘀斑，脉弦细数。常见于原发型、继发型肝癌。

治疗：清热利湿，化瘀解毒，滋补肝肾。

方药：茵陈蒿汤、参苓白术散、鳖甲煎丸加减。

常用药物：茵陈、大黄、栀子、白芍、山药、山茱萸、郁金、蒲公英、鳖甲、龟甲、莪术、泽泻、龙葵、车前子、猪苓、茯苓、地骨皮、牡丹皮、半枝莲等。

（3）血虚精伤，阴阳失调：临床表现为腰酸膝软、骨骼疼痛、头晕目眩、耳鸣耳聋、头痛恶心、失眠多梦、走路不稳、二便失调或失禁、肢体瘫痪、病理性骨折、阳痿遗精、月经不调、乳房胀痛。常见于骨、脊髓与脑的原发或转移癌。

治法：补肾填精，化瘀利水，祛风化痰。

方药：大补阴丸、地黄饮子。

常用药物：生地黄、熟地黄、石斛、骨碎补、淫羊藿、山茱萸、桑寄生、牛膝、山药、枸杞子、杜仲、续断、鹿角胶、僵蚕、钩藤、川芎、乳香、没药、小白花蛇、马钱子、斑蝥等。

2. 阴阳欲脱，气化失常

前述之外，我同时发现另有一部分患者（肠癌、胃癌、乳腺癌、肺癌、肝癌居多）起病之初表现为体格偏胖、痰多便溏、畏冷怕寒、腰膝酸软、脉沉缓、舌体胖大、边有齿痕等脾肾阳虚征象。经多方治疗之后，此型病患除去脾肾阳虚病症之外，尚会表现出大便次数多、小便无力、极度畏寒、顽固性胸腹水、虚汗淋漓、面色无华或紫暗、唇淡或紫、头面部肿胀、全身浮肿、呼吸浅促、虚里按之不应手、脉细等症状，并发展为"阴阳欲脱，气化失常"。因循疾病发展之规律，可把"阴阳欲脱，气化失常"视作辨证之本，而把症状表现视作辨证之标。该型可细分为以下两种类型。

（1）癌毒蕴结，水湿停留：主要表现为浑身浮肿、血性胸腹水反复发作、脘腹胀满、腹大如鼓、不思饮食、恶心呕吐、清瘦无力、面色萎黄、大便不调或便血脱肛、头目胀痛、贫血、恶病质，舌淡暗或青紫、苔黄厚或无苔。概由晚期肿瘤影响肝肾功能，致使湿毒蕴结，水湿停留。

治法：温阳化气，健脾和胃，化湿解毒。

方药：麻黄连翘赤小豆汤、旋覆代赭汤、附子理中汤、葶苈大枣泻肺汤等加减。

常用药物：麻黄、连翘、赤小豆、焦三仙、鸡内金、陈皮、茯苓、半夏、白术、葶苈子、砂仁、肉豆蔻、瓜蒌、附子、干姜、吴茱萸、旋覆花、藿香、佩兰等。

（2）阴阳两虚，阳不化阴：主要表现为咳嗽、咳白痰或粉红色泡沫痰、痰中带血、胸闷难忍、自汗盗汗、虚汗淋漓、面色无华或紫暗、唇淡或紫、头面部肿胀、肢体浮肿、呼吸浅促、虚里按之不应手、脉细。常见于心包转移癌、肺原发癌与转移癌，其他器官的晚期肿瘤或并发症亦可导致心肺衰竭。

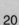

治法：益气养血，温阳利水。

方药：桂枝甘草汤、生脉汤、真武汤加减。

常用药物：党参、黄芪、人参、麦冬、五味子、当归、鸡血藤、桂枝、茯苓、猪苓、山茱萸、瓜蒌、檀香、丹参、浮小麦、生龙骨、生牡蛎、白芍、附子等。

一般而言，疾病至极期，除却表面的阴虚之证，往往又隐匿有阳虚之证；而阳虚至极，又可导致真阴匮乏。故用药之时或阴阳兼重，或重阴，或重阳，务必要留心兼顾，恰当予以扶阳滋阴。标本辨证思路与治则治法如影随形，其关系是症变（四诊所得）→证变（辨证结论）→治则变→治法变→药物变。

（三）围绕症状消病标

我认为，标与本作为矛盾的统一体，两者之间具有类似于五行"生、克、乘、侮"的辩证关系。其所蕴含的运动性，不单是"工"（医家）围绕着"病"进行思维，并随机变化治疗策略的问题，对于病体本身各方面的变化（包括脏腑、经络、气血津液、表里、内外、虚实、寒热、阴阳等生理、病理等诸多方面的内容），标本辨证同样有其适应性。标生于本，犹可借力克本；本虽可生标，又依附于标，甚至由标决定自身的强弱；标可克本，本亦可克标。两者之间，各有所助，各有所害。疾病动态发展，标本也非固定不变。

临床上癌症患者往往死于并发症而非癌症本身。标本辨证的可贵就在于时时把握事物变化的规律，把标、本两个似乎关联性不强的因素统一起来，糅成一体。引申而言，癌症对症治疗，看似围绕现象用药，殊不知现象是根本的外延，改变现象就等同于对根本的干预，因而，对症治疗的意义是不可否认的。

1. 发热

原因有感染、介入治疗后癌症坏死吸收、晚期癌症发展等。在辨证基础上可加入养阴清热中药如地骨皮、银柴胡、青蒿、天花粉、牡丹皮、鳖甲等。中枢性发热，可予安宫牛黄丸；临床上又多见气虚、气郁、肝郁发热等，表现为午后低热、劳作则甚，伴头晕、乏力、气短、舌淡、苔薄白、脉濡弱，可予逍遥散、补中益气汤加减；午后低热伴疲劳、腹胀者，可加青蒿、槟榔等；癌性发热单用中药效果不佳时，常需与解热镇痛药同用，以发热前预防用药效果较好。特别指出，癌症至极，阳浮于表，阴阳欲脱，此时之发热，发表之剂毫无用处，应反而给予扶阳益气之品，诸如附子、人参、麻黄、干姜、肉桂、山茱萸等，退热效果相对较好。

2. 疼痛

治疗疼痛，以治则分，理气用陈皮、木香、乌药；活血用当归、赤芍、延胡索、三七、乳香、没药、莪术；养血用白芍、丹参、川芎；通络用马钱子、全蝎、蜈蚣、细辛；抗癌用蟾蜍、马钱子、斑蝥、雄黄、川乌；麻醉用罂粟壳、蟾蜍等。以部位分，头部用川芎；背部用北沙参、狗脊；腹部用桑寄生、杜仲；两肋用姜黄；骨盆用地龙；双下肢用川草乌。

3. 食欲不振

食欲不振是肿瘤的常见症状，有因饮食不调所致者，有因肝郁气结所致者，有因化疗不当所致者。临床可从健胃消食、芳香开胃、疏肝解郁等几个角度入手，选取焦三仙、鸡内金、莱菔子、砂仁、藿香、佩兰、佛手、八月札、紫苏、半夏、陈皮等。

4. 出血

按病因治疗，血热妄行者用犀角地黄汤；热毒内盛者用大黄黄连泻心汤；气不摄血者用归脾汤。按部位治疗，咯血用白茅根、茜草根、仙鹤草、藕节炭；呕血用血余炭、白及、海螵蛸、蒲黄炭；鼻衄用黄芩炭、仙鹤草、三七粉；便血用槐花炭、地榆炭、荆芥炭；尿血用大蓟、小蓟、白茅根、琥珀粉。

5. 恶心、呕吐

根据辨证分型，可从胃热、胃寒、食滞、胃气衰败四个方面入手，给予对症治疗。胃热者用黄连温胆汤加减；胃寒者用丁香柿蒂汤加减；食滞者用保和丸加减；胃气衰败者给予附子理中汤、金匮肾气丸、左金丸加减。

6. 腹胀、腹泻

腹胀之形成，有无形之积所致，更有有形之积所致。无形之积可用人参健脾散加减，有形之积可用枳实导滞散加减，同时辅以软坚散结及扶助正气之品。根据腹胀部位不同，胀在上腹用枳壳、厚朴、焦三仙；胀在小腹用乌药、小茴香、荔枝核、大腹皮；胀在全腹用乌药、厚朴、大腹皮。肠道肿瘤手术之后，发生腹泻者，可用参苓白术散合真武汤加减口服，亦可用甘草泻心汤合赤石脂禹余粮丸口服，另用五味子研磨醋调敷脐。

7. 白细胞低

临床肿瘤患者多有白细胞降低表现，中医以健脾和胃、滋补肝肾为主，以当归补血汤、右归丸、左归丸加减。宜重用黄芪、山茱萸、熟地黄、鸡血藤、鹿角胶、阿胶、大枣、菊花、生龙骨、生牡蛎等。

8. 恶性积液

癌症极期，机体气化功能失常，阳虚无以行水，水湿内停，常伴发恶性胸腹水，缠绵难愈。中医治以温阳益气，抗癌利水，多选用麻黄、桂枝、附子、花椒等。胸腔积液用葶苈子、龙葵、麻黄、细辛、半枝莲、茯苓、丝瓜络、薏苡仁；腹水用附子、干姜、车前草、猪苓、茯苓、泽泻、龙葵、大腹皮、乌药；心包积液用甘草、茯苓、桂枝、檀香。亦可选用具有温阳利水功效的中药研磨成粉，以姜汁调为糊状敷肚脐治之。

9. 口腔溃疡

诱发癌症患者发生口腔溃疡的因素很多，有疾病发展的结果，也有因化疗药物所引起的。治疗之初，必须弄清病因。属于心肾不交者，可选用黄连、肉桂、连翘、牡丹皮、栀子、竹叶、玄参、细辛等。亦可用冰片、芒硝、白矾、雄黄、硼砂等煎煮后漱口。

10. 褥疮

卧床日久，机体循环障碍，故而癌症患者常并发褥疮。可选用炒大黄、荆芥炭、海螵蛸、煅龙骨、煅牡蛎、蒲黄炭、白及、当归等药物研磨成粉，用植物油浸泡7天，取油涂患处。对伤口久不愈合者，可用四妙勇安汤、阳和汤加减口服，也有较好疗效。

癌症之标本辨证，必须剥茧抽丝、审时度势，抓住问题的关键点。当多种疾病合并于一身之时，务必要清楚癌症与其他疾病之间的标本关系。一般而言，体质为本，癌症为标，治疗癌症应立足于体质的平衡。对于其他疾病而又合并癌症者，急症为标，癌症为本；慢性病为本，癌症为标。推而广之，合并心力衰竭者，心力衰竭为标，癌症为本；肝硬化腹水为标，癌症为本；尿毒症为标，癌症为本；肺部感染为标，癌症为本。种种此类关系，不一而足，都应在治疗之中加以区别，以便为"急则治其标"做用药指导。

（四）根本之治调阴阳

举案说明：某女，52岁，患肺癌1年有余，化疗多次，症状难消，无奈于2011年12月21日求治于余。刻下症见：咳嗽频频，咯痰清稀，剧烈时胸疼背沉，并伴有阵阵烘热，同时可见额头微微汗出，舌质淡红，苔黄腻，舌尖红，脉弦细。问诊言说身体上部热，下部凉，大便一日3~4次，稀溏。辨证为阴阳两虚，上热下寒。以麻黄桂枝各半汤合并二仙二至汤加减处方：麻黄6 g，桂枝5 g，半夏30 g，浙贝母15 g，白芍30 g，瓜蒌20 g，橘红15 g，五味子15 g，太子参15 g，紫菀15 g，炙冬花15 g，牛蒡子15 g，苏子15 g，旱莲草15 g，女贞子15 g，仙茅10 g，淫羊藿15 g，焦三仙各20 g，杏仁15 g，鱼腥草15 g，甘草8 g，山药30 g，茯苓30 g，补骨脂15 g。上方5剂，每日温服2次。5日后再诊，患者诸症悉轻。守原方再进7剂后，该患者咳嗽消除，大便变为日1～2次，自我感觉明显异于从前。后一直用中药调理，至2014年3月，身体状况仍然良好。

此患者虽身患肺癌，而又处更年期内分泌紊乱这一生理期，故而治疗必须兼顾到其生理功能这一基础，先使其生理功能保持相对平衡，然后方可触动癌症这一异物。该患者咳嗽一症缠绵不愈的原因，正在于其内分泌失常，反复烘热，机体孔窍开阖失常，营卫不和，阳不敛阴。加之肺与大肠相表里，肺病之后，大肠功能紊乱。这些因素不予消除，则人体正气难以恢复，如此情形之下何谈抗癌？从标本辨证入手，此案体质为本，癌症为标。径直从调理体质着力用药，而不盲从于癌症的治疗。所用药物之中，麻黄一味，《神农本草经》中曰其可"破癥瘕积聚"；半夏、浙贝母、鱼腥草等抗癌作用自不待言；辅以二仙二至汤的主旨在于稳定患者当下的体质，使其保持相对的阴阳平衡；山药、茯苓、补骨脂等主要在于消除大便次数多这一病标。此案之治，如果受束于癌症本身，一味攻伐、软坚散结、清热解毒，势必损害正气，不利于疾病之康复。

《素问》有言："邪之所凑，其气必虚。"古云："壮人无积，虚人则有之。"临床多种证据表明，人体罹患癌症，与免疫力下降有关，因此守持住机体的免疫能力，对于癌症治疗必是首要之选择。而免疫力之强弱，其根本决定要素就在于阴阳是否平衡。癌症之标本辨证，就在于如何稳定机体之阴阳平衡。

第四章 治癌1 076例 临床简要总结

二十余年来，余恪守"扶正固本""整体调理"的治癌思路，根据癌瘤的不同种类、癌瘤发展的不同阶段的不同临床表现，辨证施治，以证为凭；又结合患者性别之男女、体质之强弱，参以环境、季节等因素，"因人、因地、因时"，具体情况，具体分析，以"乔氏抗癌消瘤汤"为基础，据证加减，灵活运用，先后治疗各种癌瘤（有案可稽者）总计1 076例，疗效满意，总结如下。

一、乔氏治癌基本方

在继承家传秘方的基础上，结合我本人二十余年治疗癌瘤的经验，拟定治疗癌瘤的基本方——"乔氏抗癌消瘤汤"，处方：生黄芪30 g、人参10 g、玄参13 g、浙贝母13 g、生牡蛎15 g、鳖甲15 g、猪苓30 g、郁金10 g、赤芍25 g、白术10 g、全蝎7 g、蜈蚣18 g、蒲公英15 g、重楼10 g、半枝莲10 g、白花蛇舌草25 g等近20味药组成。

方解：方中生黄芪甘、温，归脾、肺经，具有益气健脾、升阳固卫、托毒排脓、生肌敛疮之功，向为临床常用之补气圣品（药理实验证明，黄芪对干扰素系统有增进作用，所含黄芪多糖可促使动物脾内浆细胞增生，进而促进抗体合成，对体液免疫有增进作用；临床试验证实，黄芪水煎剂可增强体内以"NK"命名的自然杀伤细胞的活性，此类细胞可以抗击癌症），故用以为君；配以人参，大补元气，使真元充沛，一则增强抵抗力，二则旺盛脏腑功能，从根本上增强体质（所含人参皂苷Rh2有抗肿瘤作用）；白术健脾益气；玄参咸寒，善清热泻火解毒；浙贝母性寒味苦，清热化痰；生牡蛎咸寒，与玄参、浙贝母配伍协力，共奏"消瘰丸"软坚散结之功；郁金性寒味辛，入血分善活血化瘀，入气分能行气解郁；赤芍活血化瘀；鳖甲咸寒，既清热滋阴，又活血软坚，散结消癥（药理实验及临床实践证明，该药大量应用，能抑制癌细胞生长，使各种癌瘤明显软缩）；猪苓色黑，味甘性寒，淡渗利湿，可减轻或消除癌瘤水肿，所含猪苓多糖经药理实验证明有较强抗癌作用；重楼、半枝莲均苦寒，为清热解毒消肿之要药，善治恶疮癌肿；白花蛇舌草，性凉味甘，既清热解毒，又消痈排脓，临床上以善治各种癌瘤著称；蒲公英，味苦性寒，素有"天然抗生素"之美名，向被中医视为清热解毒之佳品（近年来研究发现，蒲公英对各类肿瘤细胞的增殖均有较强的抑制作用，其提取物可促进癌细胞变形甚至破裂，使其电解质漏出从而死亡），该药随处可见，价格低廉，可谓抗癌"新星"；全蝎、蜈蚣均有开瘀解毒之功，善开气血之凝滞，能消脏腑之癥积，又有活络止痛之能。综观全方，具益气扶正固本、清热解毒抗癌、化痰活瘀、散结消瘤之功能，故用作治癌的基本方，并命名为"乔氏抗癌消瘤汤"。

但癌症因瘤体生长部位不同，病程中兼症复杂，变化多端，故临床应用中应据具体情况，灵活加减，不可拘泥一方，呆板套用。

1. 视癌瘤不同部位加减

肺癌者，酌加羚羊角、蜂房、陈皮、半夏、天南星、鱼腥草。

食管癌者，酌加桔梗、壁虎、僵蚕、黄药子。

肝癌者，酌加三七粉、佛手、山慈姑。

乳癌者，酌加柴胡、天花粉、龙胆草。

子宫癌者，酌加薏苡仁、莪术、海藻、败酱草。

肠癌者，酌加生槐花、地榆炭。

胃癌者，酌加枳实、山楂、蒲黄、五灵脂、丁香、砂仁等。

2. 依不同兼症加减

兼纳呆、腹胀者，酌加白术、砂仁、山楂、厚朴、莱菔子、鸡内金、槟榔等。

兼舌苔厚腻者，酌加杏仁、藿香、苍术、佩兰等。

兼痰多者，酌加陈皮、半夏、茯苓、川贝母、南星、竹茹等。

兼呃逆者，酌加丁香、旋覆花、代赭石等。

兼大便溏者，酌加山药、茯苓、白术、车前子、乌梅、大枣等。

兼大便秘结，属实秘者酌加大黄、枳实、番泻叶，属虚秘者酌加生黄芪、当归、麻仁、杏仁、肉苁蓉。

兼阳虚者，酌加附子、肉桂。

兼阴虚者，酌加麦冬、石斛。

出血症状明显者，酌加阿胶、生地黄炭、蒲黄炭、地榆炭、荆芥炭、白及粉、三七粉等。

疼痛明显者，酌加延胡索、蒲黄、五灵脂、乳香、没药、芍药、甘草等。

3. 分不同阶段加减

癌症初期正盛邪实，此时应抓住正气旺盛，抗力不衰的有利时机，药量宜重，昼夜频服，保持强大攻势，全力祛邪，以达"截断扭转"，阻止癌瘤生长，防止癌瘤转移之目的。癌瘤日久，正气损耗，胃气衰败，应强调扶正为主，祛邪为次，且药量宜轻，时时顾护胃气，从长计议，轻剂缓图。

二、治癌1076例临床基本资料

自1998年至2019年，20余年来，先后治疗各种癌瘤累计1 076例（表1）。其中男性712例，占比66.2%；女性364例，占比33.8%。肺癌304例，占比28.3%；肝癌182例，占比16.9%；胃癌88例，占比8.2%；食管癌98例，占比9.1%；胆囊癌27例，占比2.5%；胰腺癌11例，占比1.0%；肠癌41例，占比3.8%；脑癌16例，占比1.5%；骨癌31例，占比2.9%；脾癌1例，占比0.09%；白血病11例，占比1.0%；口腔癌3例，占比0.27%；皮肤癌2例，占比0.18%；甲状腺癌25例，占比2.3%；喉癌2例，占比0.18%；妇科癌瘤99例，占比9.2%；鼻咽癌38例，占比3.5%；肾癌29例，占比2.7%；膀胱癌15例，占比1.4%；前列腺癌16例，占比1.5%；淋巴癌37例，占比3.4%。

其中肺癌（304例），男性213例，占比70%；女性91例，占比30%。肝癌（182例），男性169例，占比93%；女性13例，占比7%。胃癌（88例），男性67例，占比76%；女性21例，占比24%。食管癌（98例），男性63例，占比64%；女性35例，占比36%。胆囊癌（27例），男性21例，占比78%；女性6例，占比22%。胰腺癌（11例），男性8例，占比73%；女性3例，占比27%。肠癌（41例），男性26例，占比63%；女性15例，占比37%。脑癌（16例），男性16例，占比100%。骨癌（31例），男性28例，占比90%；女性3例，占比10%。白血病（11例），男性4例，占比36%；女性7例，占比64%。口腔癌（3例），男性2例，占比67%；女性1例，占比33%。皮肤癌（2例），男性2例，占比100%。甲状腺癌（25例），男性 9 例，占比 36%；女性 16 例，占比 64%。喉癌（2 例），男性、女性各 1 例，均占比 50%。鼻咽癌（38 例），男性 21 例，占比 55%；女性 17 例，占比 45%。肾癌（29 例），男性 19 例，占比 66%；女性 10 例，占比 34%。膀胱癌（15 例），男性 9 例，占比 60%；女性 6 例，占比 40%。淋巴癌（37 例），男性 17 例，占比 46%；女性 20 例，占比 54%。

表 1　治癌 1 076 例临床基本资料

癌种		例数			年龄（岁）			疗程（每月一个疗程）		
		总数	男	女	最大	最小	平均	最长	最短	平均
肺癌		304	213	91	93	42	63	120	2.5	6.5
肝癌		182	169	13	76	32	48	84	1.5	5.8
胃癌	贲门癌	42	34	8	78	47	52	26	1.2	5.2
	幽门癌	12	10	2	92	61	64	16	2.3	4.2
	胃体癌	34	23	11	83	47	56	28	2.8	4.8
食管癌		98	63	35	76	43	54	25	1.6	6.4
胆囊癌		27	21	6	64	48	53	13	2.5	4.3
胰腺癌		11	8	3	67	42	49	27	1.8	4.7
肠癌	直肠癌	29	17	12	82	46	62	16	1.5	5
	结肠癌	12	9	3	81	52	63	15	2.6	7
脑癌		16	16		69	34	47	11	3.2	5
骨癌		31	28	3	79	45	58	6	1.5	4
脾癌		1		1	78			13		
白血病		11	4	7	67	38	46	24	3	8
口腔癌		3	2	1	92	53	67	10	2	6
皮肤癌		2	2		58	43		12	4	8
甲状腺癌		25	9	16	51	32	42	16	6	8
喉癌		2	1	1	62	41		14	3	8.5
妇科癌瘤	卵巢癌	19		19	72	42	53	36	7	13
	子宫癌	9		9	76	47	52	60	1.5	10.6
	宫颈癌	36		36	68	34	56	13	1.5	6
	乳腺癌	35	1	34	52	64		17	1.5	12
鼻咽癌		38	21	17	59	31	44	19	1.6	8
肾癌		29	19	10	72	43	51	160	8	18
膀胱癌		15	9	6	76	40	49	23	5	10.8
前列腺癌		16	16		68	39	46	24	3	7
淋巴癌		37	17	20	77	41	52	26	2	9
合计		1 076	712	364						

三、1 076 例癌症患者的治疗结果

（一）疗效判定标准（自拟）

中药治疗肿瘤具有效应点广泛、作用强度不大的特点，往往难以确定对疾病的主要效应指标，临床较多地采取综合疗效评价。

中药治疗肿瘤的作用主要在于改善肿瘤患者的临床症状、提高生存质量、延长生存期及减轻放化疗的毒副反应。其疗效判定的标准，也紧紧围绕上述几个方面，拟定出综合判定的标准。

1. 临床治愈

• 临床症状（乏力、纳呆、呃逆、吞咽不畅、恶心、腹胀、疼痛、黄疸、咳嗽、咯血、尿血、便血、排尿困难等）基本消失。

• 癌瘤的检验指标基本降至正常。

• 瘤体基本消失或明显减小。

• 生活恢复自理，甚至恢复劳动和工作能力。

• 生命延长：单纯性的肺、胃、乳腺、卵巢、子宫、鼻咽、甲状腺、肠道癌及白血病等，带瘤生存至少 6 年以上者；肺癌合并肝转移、骨转移，带瘤生存至少 3 年以上者；肝、肾癌等，带瘤生存至少 4 年以上者；胆、胰、食管等癌种，带瘤生存至少 2 年以上者；经中医积极治疗和调理，带瘤生存超过教材或学术界公认的生命预期（如晚期肝癌，一般认为其生命预期在 3~6 个月，病情严重者难以超过 2 个月）5 倍以上者。

2. 显效

• 临床症状部分明显消失，或明显好转。

• 癌瘤的检验指标有所下降。

• 瘤体有所减小。

• 生活基本自理。

• 带瘤生存：肺、胃、乳腺、卵巢、子宫、鼻咽、甲状腺、肠道癌及白血病等，带瘤生存至少 3 年以上者；肝、肾癌等，带瘤生存至少 2 年以上者；胆、胰、食管瘤等，带瘤生存至少 1 年以上者。

3. 有效

- 临床症状有所好转。
- 癌瘤的检验指标有所下降。
- 瘤体稍有减小。
- 精神状态有所好转，生活自理能力有所改善。
- 带瘤生存，超过半年以上者。

4. 无效

- 临床症状未见好转。
- 癌瘤的检验指标及瘤体大小无变化。
- 精神状态及生活自理能力均无改善。
- 带瘤生存，未能超过半年者。

（二）治疗结果

1 076 例癌症患者治疗结果见表 2。

表 2　1 076 例癌症患者治疗结果

癌种		临床治愈	显效	有效	无效	病例数	有效率
肺癌		3	38	227	36	304	268/304（88%）
肝癌		3	16	132	31	182	151/182（83%）
胃癌	贲门癌		6	29	7	42	35/42（83%）
	幽门癌		2	7	3	12	9/12（75%）
	胃体癌		8	20	6	34	28/34（82%）
胆囊癌			2	16	9	27	18/27（67%）
食管癌		1	13	62	22	98	76/98（78%）
胰腺癌		1	2	4	4	11	7/11（64%）
肠癌	直肠癌		5	15	9	29	20/29（69%）
	结肠癌		3	4	5	12	7/12（58%）
脑癌			2	6	8	16	8/16（50%）
骨癌		1	2	11	17	31	14/31（45%）
脾癌			1			1	1/1（100%）
白血病		1	2	3	5	11	6/11（55%）
口腔癌			1	1	1	3	2/3（67%）
皮肤癌			1		1	2	1/2（50%）
甲状腺癌			6	12	7	25	18/25（72%）

癌种		临床治愈	显效	有效	无效	病例数	有效率
喉癌			1	1		2	2/2（100%）
妇科癌瘤	卵巢癌	2	4	10	3	19	16/19（84%）
	子宫癌		2	3	4	9	5/9（56%）
	宫颈癌	1	7	19	9	36	27/36（75%）
	乳腺癌	1	6	18	10	35	25/35（71%）
鼻咽癌		1	7	22	8	38	30/38（79%）
肾癌		1	6	16	6	29	23/29（79%）
膀胱癌			3	7	5	15	10/15（67%）
前列腺癌			5	8	3	16	13/16（81%）
淋巴癌			6	24	7	37	30/37（81%）
合计		16	157	677	226	1 076	850/1 076（79.00%）

第五章　常见癌症治疗各论

不管何种癌瘤，治疗过程中必须始终不渝地坚持和恪守"扶正固本""整体调理""辨证施治""以证为凭"（有是证便用是药）的指导思想。

一、肺癌

【临床表现及体征】

1. 临床表现

症见咳嗽、咯血、胸闷、胸痛、呼吸困难、声音嘶哑等。肺癌发展到晚期，常出现脑、肝、骨或肾上腺转移的症状。

2. 体征

①有的可见杵状指，或伴有肥大性骨关节病。②在锁骨上区，可见肿大的淋巴结。③可伴见胸膜腔积液，或出现肺不张、肺实变。④可出现上腔静脉阻塞。⑤上臂感觉减弱或丧失，小鱼际肌肌力减弱。

【中医病机】

本虚标实为其基本病机。本虚方面，责之于气虚、阴虚、阳虚，而以气虚、阴虚为主；就脏器而言，以肺虚为主，或兼脾虚，或兼肾虚，或三脏俱虚。标实方面，乃因癌毒之邪与痰瘀胶结，阻滞肺之脉络，影响肺之宣发，导致呼吸困难，甚至出现胸水；毒邪与痰瘀蓄积日久，胶结成形，盘踞于肺，而肺朝百脉，进而殃及五脏，及至晚期，致脏器衰败，阴阳失衡，甚则阴阳离决，危及生命。

本病病位在肺，病程过程中，主要涉及脾、肾、心、肝等多个脏器。证候以寒热错杂，虚实夹杂多见。

【治疗原则】

益气扶正，健脾益肺（培土生金），宽胸理气，化痰活瘀，软坚散结，解毒抗癌。

【基本方】

生黄芪 30～50 g，太子参 13 g，百合 15 g，白术 10 g，玄参 10 g，浙贝母 15 g（先煎），生牡蛎 15 g（先煎），陈皮 9 g，姜半夏 9 g，胆南星 9 g，蜂房 9 g，茯苓 30 g，猪苓 30 g，薏苡仁 25 g，车前子 25 g（包煎），白花蛇舌草 20 g，鱼腥草 20 g。

1. 方解

方中重用生黄芪为君，配以太子参，彰显益气扶正之旨；百合、白术、玄参、浙贝母效百合固金汤之意，培土以生金；配陈皮、姜半夏、胆南星、生牡蛎等，化痰软坚，散结消瘤；茯苓、猪苓配车前子、薏苡仁，运湿利湿，一则防治胸水，二则通过利湿，加强化痰之力；蜂房、白花蛇舌草、鱼腥草三味共奏解毒抗癌之功。

2. 随证加减

咳嗽严重者，酌加炙款冬花、杏仁、苏子、瓜蒌、炙麻黄、前胡、白芍、炙甘草等；咯血者，酌加生地黄炭、荆芥炭、三七粉、阿胶、大蓟、小蓟、白茅根等；多黄痰者，酌加北沙参、黄芩等；多白痰者，酌加炙麻黄、细辛等；舌苔厚腻者，酌加藿香、佩兰、杏仁、白蔻仁等；伴胸水者，酌加车前子、葶苈子、生姜皮、桑白皮等；胸闷、胸痛者，酌加瓜蒌、薤白、檀香、延胡索、枇杷叶、细辛等；饮食欠佳者，酌加砂仁、鸡内金、焦三仙、佛手等；大便不畅或干结者，酌加厚朴、枳实、炒莱菔子、杏仁、大黄等；若出现大汗、畏寒、四肢逆冷、大便稀溏等阳气虚脱诸症者，将太子参改为红参，另酌加炙附子、细辛、桂枝、炙甘草等，以回阳救逆为急。

二、肝癌

【临床表现及体征】

肝癌早期多无明显症状，中、晚期症状较多，且发展迅速，治疗难度较大，故有"癌中之王"之称。

1. 临床表现

（1）肝区疼痛：迅速长大的肿瘤压迫肝脏的包膜，致使肝区出现间歇或持续性刺痛、胀痛、钝痛等不同程度的疼痛。若肝脏破裂，其疼痛尤其剧烈，甚者呈刀割样，难以忍受。此种疼痛，要注意与急性胆囊炎、胆结石相鉴别。

（2）腹胀：尤以左肝大时，上腹部胀满尤为明显，甚至腹大如鼓，难以平卧。

（3）消化系统症状：纳差，厌油，恶心，呕吐，时伴腹泻或大便不规律，患者自觉乏力、神疲并日渐消瘦。

（4）右上腹或右胁下可触及大小不一、质地坚硬的肿块，与肝下界分界不清。

（5）发热：肝癌患者之发热，呈持续性，体温波动在 37.5 ~ 38 ℃。

（6）出血现象：由于肝功能受到损伤，凝血机制发生障碍，可出现皮下出血、鼻衄、牙龈渗血，甚者呕血、便血，女性可见月经过多，肝癌晚期可出现弥散性血管内凝血。

2. 体征

（1）肝大：进行性肝大是肝癌的一个重要特征。癌瘤居于肝的右上部，可引起肝界上移，肋下可扪及肿大的肝脏；瘤体居于肝的右下部，可直接触及瘤体；瘤体居于肝的左叶，可在剑突下触及肿块；瘤体居于肝的左外叶，其肿块右侧有明显切迹。

（2）腹水：门静脉高压或门静脉内癌栓形成导致脾大，或肝癌晚期营养失调，均可形成低蛋白血症而出现腹水。高度腹水，腹大如蛙者，多属晚期之征。

（3）脾大：门静脉高压，致使脾脏淤血严重者，可出现脾脏的异常肿大。

（4）黄疸：肝癌晚期，由于肝门肿大淋巴结的直接压迫，加之肝细胞的严重破坏，可出现黄疸。

【中医病机】

本虚标实为其基本病机。本虚，主要责之于气虚、血虚和处于病程一定阶段的阴虚、阳虚，脏腑方面，主要责之于脾虚和肾虚；标实，主要体现在癌毒内蕴与痰瘀胶结，致肝气郁滞，疏泄失职，升降失常，脾不健运，胃失和降，血不畅行，络脉不通，水湿潴留，湿热泛溢。

【治疗原则】

扶正固本方面：益气健脾，养血补肝；祛邪治标方面：疏肝柔肝，理气和胃，清热利湿，解毒抗癌，软坚消瘤。

乔振纲老中医治癌经验

【基本方】

生黄芪 30 g, 太子参 13 g, 茵陈 15 g, 白术 10 ~ 25 g, 茯苓 30 g, 猪苓 30 g, 玄参 13 g, 浙贝母 13 g, 鳖甲 15 g, 郁金 10 g, 陈皮 9 g, 焦三仙各 10 g, 薏苡仁 15 g, 赤芍 25 g, 白芍 25 g, 当归 10 g, 枸杞子 10 g, 石见穿 10 g, 蒲公英 15 g, 半枝莲 15 g, 白花蛇舌草 15 ~ 25 g, 赤小豆 15 g, 白茅根 30 g。

1. 方解

方中用生黄芪、太子参以益气, 白术、茯苓以健脾, 配以陈皮、焦三仙调和胃气, 体现"见肝之病, 当先实脾"之匠心; 当归、枸杞子、白芍养血以补肝, 前者相伍协力, 共奏扶正固本之功; 郁金入血分善活血化瘀, 入气分能行气解郁; 赤芍活血化瘀; 猪苓淡渗利湿, 所含猪苓多糖有明显抗癌作用; 薏苡仁健脾利湿、解毒散结、消痈排脓, 现代药理研究证实, 薏苡仁含有脂肪油、薏苡仁酯、薏苡仁多糖及氨基酸等多种成分, 其煎剂及丙醇提取物, 对癌细胞有明显抑制作用; 鳖甲滋阴清热、软坚散结、抗癌消瘤; 玄参滋阴凉血、清热解毒, 且有散结作用; 浙贝母清热化痰、散结消痈, 与鳖甲、玄参、石见穿等为伍, 共奏软坚散结、消积削瘤之功; 蒲公英、半枝莲、白花蛇舌草均为清热解毒之品, 共作解毒抗癌之用; 茵陈苦、辛, 微寒, 清热祛湿, 利胆退黄, 药理及临床实践研究证实, 本品有利胆、抗肝损伤、抗肿瘤等多种药理作用; 赤小豆有清热解毒、利湿退黄之功能; 白茅根清热利尿、凉血排毒, 用以解毒, 诸品之佐。

2. 随证加减

伴黄疸者, 重用茵陈至 25 ~ 30 g, 另酌加栀子、大黄、车前子等, 经济条件许可者, 可加熊胆粉(每日 0.5 g)冲服; 伴腹水者, 可酌加桂枝、泽泻、生姜皮、大腹皮、车前子、桑白皮等, 腹水严重者, 可用甘遂、沉香、大黄、芒硝等适量, 共研细末, 贴敷肚脐处; 肝区疼痛明显者, 重用白芍至 50 ~ 100 g, 同时酌加炙甘草、栀子、延胡索、枇杷叶、威灵仙、山慈姑等; 大便稀溏者, 酌加山药、白扁豆、葛根、车前子、生姜、大枣等。

三、胆囊癌

【临床表现及体征】

1. 临床表现

右胁及右上腹疼痛，呈持续性隐痛，甚则绞痛，伴纳差、腹胀、恶心、呕吐、嗳气、黄疸。

2. 体征

当胆囊受到阻塞，或肿瘤位于肝脏及邻近器官时，上腹部可扪及坚硬的包块，胆区可触及肿大的胆囊，其表面呈结节状，质地较坚硬；当瘤体浸润肝脏后，胆囊移动性较差，肝脏因此受累而增大；晚期多伴见黄疸和腹水。

【中医病机】

若长期饮食不节，或过食肥腻厚味，或嗜酒无度，势必损肝伤脾，中焦气机升降失常，纳化失职，气血化源不足，久而久之，气血双亏，正气虚馁，抵抗力下降，癌毒乘虚内生；加之情志不畅，肝气郁结，气郁化热，扰及胆、胰，致使清净之腑失去清净之性，癌毒乘机滋生。癌毒与湿热、瘀血胶结，使肝之疏泄受碍，胆、胰通降不能，进而气机郁滞，血瘀湿阻，湿热泛溢，诸症丛生。

【治疗原则】

益气扶正，疏肝利胆，抚胰和胃，通降腑气，清热利湿，活瘀软坚，解毒抗癌，散结消瘤。

【基本方】

太子参（或党参、人参、西洋参）13 g，白术 10 g，茯苓 30 g，砂仁 7 g（后下），焦三仙各 13 g，茵陈 15 g，柴胡 9 g，黄芩 10 g，栀子 9 g，郁金 9 g，赤芍 25 g，白芍 25 g，浙贝母 13 g，鳖甲 15～25 g，青皮 9 g，陈皮 9 g，虎杖 10 g，枳实 9 g，蒲公英 15～25 g，马齿苋 10 g，重楼 10 g，白花蛇舌草 15～25 g，败酱草 10～15 g。

1. 方解

方中太子参（或党参，气虚严重或病情危重者，可酌情选用人参或西洋参），旨在益气扶正；白术、茯苓配以砂仁、焦三仙，健脾和胃；柴胡、郁金、青皮、陈皮疏肝理气；茵陈、黄芩、栀子、虎杖清热利胆；赤、白芍，柔肝活瘀；枳实通降腑气；浙贝母配以鳖甲，软坚散结以消瘤；虎杖苦寒、辛甘，具清热燥湿、利胆退黄、活瘀止痛、解毒抗癌之功（药理实验证实，所含大黄素有抗癌和防止癌变的作用）；重楼，苦寒，入肝、胆经，有清热解毒、凉肝泻火、活瘀止痛、解毒抗癌之能（其甲醇提取物有良好的抑瘤作用，所含重楼总皂苷具有抗肿瘤活性）；败酱草，苦寒，有清热凉血、活瘀排脓、解毒抗癌之长（药理实验证实，本品有较强抗癌作用）；重楼、败酱草、白花蛇舌草与蒲公英、马齿苋诸药共伍，协力解毒抗癌。

2. 随证加减

伴恶心、呕吐者，酌加竹茹、姜半夏、石斛等；严重黄疸者，酌加猪苓、车前子、泽泻、大黄、赤小豆、白茅根、金钱草等；大便干燥者，适当加大枳实用量，酌加大黄、厚朴、芒硝等；伴腹水者，酌加猪苓、泽泻、车前子、大腹皮、桑白皮等；疼痛明显者，加大白芍用量，同时酌加威灵仙、延胡索、佛手、山慈姑等，另用"乔氏癌瘤止痛酊"（方用阿魏 15 g，马前子 5 g，郁金 9 g，延胡索 15 g，川乌 7 g，生南星 9 g，生半夏 9 g，蟾酥 1 g，制乳香 15 g，制没药 15 g，白芷 13 g，五灵脂 13 g，血竭 7 g，冰片 2 g。以上乘倍量，共为细末，泡入高度白酒中，密封 1 周后启封，适时外擦疼痛病灶处）。

胰腺癌、脾癌，两者位置与胆相近、相邻，病机、症状相似，故可异病同治，其治疗可参照胆囊癌方案，随证加减，在此不再赘述。

四、胃癌

【临床表现及体征】

1. 临床表现

胃脘疼痛是胃癌的常见症状，见于上腹胃脘部，早期多呈隐痛或胀痛，进展期其痛常为咬啮性，痛与进食无明显关系或食后加重，伴不明原因的消瘦、厌食、嗳气、上腹饱胀，恶心、呕吐，吐出宿食或咖啡样食物，并有腐败味，甚者出现呕血、黑便。

2. 体征

进展期胃癌可触及上腹部肿块，结节状，质硬，有压痛。

【中医病机】

素体虚弱，正气不足；或劳倦内伤，饮食不节，嗜酒无度，损伤脾胃。癌毒乘虚侵袭体内，与痰湿、瘀血胶结一体，日久形成瘤体，盘踞胃腑，影响气机升降，阻碍血脉运行，耗伤机体营养，遂现诸症。

【治疗原则】

益气扶正，健脾和胃，疏肝理气，化痰祛湿，软坚消瘤，解毒抗癌。

【基本方】

生黄芪 30 ~ 50 g，太子参 13 g，白术 10 ~ 15 g，茯苓 30 g，猪苓 30 g，薏苡仁 10 ~ 15 g，莪术 10 g，玄参 13 g，浙贝母 13 g，生牡蛎 15 g（先煎），柴胡 9 g，黄芩 10 g，蒲公英 15 ~ 20 g，马齿苋 10 ~ 15 g，鸡内金 10 g，佛手 9 g，陈皮 7 ~ 10 g，白花蛇舌草 15 ~ 25 g，大枣 3 枚。

1. 方解

方中生黄芪、太子参益气扶正；白术、茯苓健脾强中；柴胡配黄芩，清肝疏肝，配以佛手、陈皮、鸡内金，理气和胃；猪苓、薏苡仁，利湿邪的同时抑制癌细胞增殖；蒲公英、马齿苋、白花蛇舌草，皆寒凉之性，三味药协力互佐，清热解毒以抗癌（白花蛇舌草在农村相当常见，据药理及临床试验，其具有增强机体免疫力、抑制肿瘤细胞的功能，是中医常用的抗癌佳品；马齿苋味酸、性寒，现代药理研究证实，具有类生物反应调节作用，可诱导癌细胞凋亡，具有抗肿瘤血管生成等抗癌作用，且广袤大地四处可见，价廉易得，乃治疗胃癌、食管癌、肠癌、宫颈癌、膀胱癌、白血病等多种癌瘤的"耀眼明星"）；莪术、玄参、浙贝母、生牡蛎共奏化痰软坚、散结消瘤之功；大枣味甘而健脾和胃，协佐生黄芪、白术等补中益气，扶正固本，其性温，又反佐于黄芩、蒲公英等苦寒药，抵消其对胃气的伤害。

2. 随证加减

伴呕吐者，酌加姜半夏、砂仁、竹茹、藿香等；伴呃逆者，酌加丁香、柿蒂、代赭石、旋覆花等；舌苔厚腻者，酌加杏仁、苍术、佩兰等；纳呆、腹胀者，酌加焦三仙、莱菔子、枳实、厚朴等；脘腹疼痛者，酌加延胡索、九香虫、枇杷叶、炒白芍、白芷、五灵脂、炙甘草等；伴口干、口苦者，酌加知母、石斛、玉竹等；伴泛酸者，酌加黄连、吴茱萸、海螵蛸等；吐血或大便带血者，酌加炒蒲黄、五灵脂、云南白药（冲服）、阿胶（烊化炖服）、白及等；大便干结者，酌加当归、肉苁蓉、火麻仁、大黄等；大便稀溏者，酌加山药、葛根、车前子、补骨脂、赤石脂、焦山楂、红茶等；面色黧黑，舌质紫暗，瘀血指征明显者，酌加丹参、三七粉、红花等。

五、食管癌

【临床表现及体征】

临床上常见吞咽食物时有哽噎感、食管内异物感、咽喉部干燥和紧缩感，伴胸骨后或剑突下不适或胸脘闷胀等。及至中期，呈进行性吞咽困难，可伴有吞咽疼痛；吞咽困难加重时出现进食呕吐，呕吐物以黏液和泡沫为主。当瘤体肿大到一定程度，或淋巴结转移压迫喉返神经时，会出现声音嘶哑；锁骨上淋巴结转移出现颈部肿块，压迫气管，可引起刺激性干咳等。本病 40% ~ 70% 的患者可有体重下降。

【中医病机】

本虚标实为本病基本病机。先有正气不足，又遭癌毒内侵，与痰、瘀胶结成块，阻于食管，酿发诸症。其病位在食管，而食管由胃气所主，病程过程中，以上消化道症状为主，同时涉及脾、肺、肝、肾等脏器。

【治疗原则】

益气扶正，健脾和胃，化痰活瘀，理气降逆，解毒抗癌，启膈通幽。

【基本方】

生黄芪 25 ~ 50 g，太子参 13 g，玄参 10 g，白术 10 g，枳实 5 ~ 9 g，桔梗 9 g，猪苓 30 g，郁金 10 g，赤芍 15 ~ 25 g，陈皮 7 ~ 10 g，佛手 9 g，砂仁 9 g，薏苡仁 15 g，浙贝母 15 g，生牡蛎 15 g（先煎），代赭石 10 g，莪术 10 g，壁虎 3 ~ 5 g（焙干，研粉冲服），蒲公英 15 g，马齿苋 15 g，半枝莲 15 g，白花蛇舌草 15 g。

1. 方解

方中生黄芪、太子参益气扶正；白术、薏苡仁健脾祛湿；砂仁、陈皮、郁金、佛手配以代赭石理气和胃降逆；陈皮、白术、薏苡仁相配协力，燥湿化痰；玄参清热凉血，滋阴解毒；猪苓淡渗利湿，泄浊抗癌；赤芍凉血活瘀；枳实与桔梗，是临床中常用的"对子药"，枳实宽中降气，桔梗利咽升清，二药相配，有升有降，升降相召相佐，具启膈通幽之效；浙贝母化痰散结，生牡蛎软坚散结，二药合力，共奏散结消瘤之功；壁虎活瘀通络、化痰散结、祛风解毒、抗癌消瘤，药理实验证实，鲜壁虎提取液在体外能够诱导 C6 胶质瘤细胞凋亡，实验研究进一步证实，壁虎在抗肿瘤方面具有多途径、多靶点的作用；莪术辛、苦、温，行气导滞、活瘀散结、抗癌消瘤，现代药理研究证实，其具有细胞毒作用，能诱导癌细胞凋亡，影响癌基因表达，具有抗肿瘤转移及抗肿瘤血管生成等抗癌作用；半枝莲活血祛瘀、清热解毒，药理实验证实，其所含半枝莲多糖，对肉瘤细胞和腹水癌细胞的生长和增殖有一定的抑制作用，所含黄酮类化合物有较强的抗血管生成作用，对肿瘤细胞的扩散有很好的抑制性，与蒲公英、马齿苋、白花蛇舌草相伍协力，共奏解毒抗癌之功。

2. 随证加减

口干咽燥者，酌加天花粉、芦根、石斛等；纳呆、腹胀者，酌加砂仁、鸡内金、厚朴、炒莱菔子、焦三仙；痰黏难咯者，酌加沙参、瓜蒌、炙紫菀等；舌苔厚腻者，酌加杏仁、苍术、白蔻仁、藿香、佩兰等；反胃呃逆者，酌加竹茹、丁香、旋覆花等；食管肿胀、憋闷、疼痛者，酌加威灵仙、急性子、鼠妇、九香虫、射干等；胸骨疼痛者，酌加延胡索、三七粉、罂粟壳、枇杷叶等；吞咽不畅者，酌加急性子、礞石、黄药子等；吞咽严重受阻者，另用"乔氏启膈通幽散"（取硼砂 25 g，礞石 25 g，火硝 15 g，硇砂 5 g，壁虎 5 g，冰片 2 g，麝香 0.3 g，干蟾皮 0.3 g，上药共研磨为极细末，装入瓷瓶中备用），每次取 0.5 ~ 1 g，含化咽下（不可用水冲服）。

六、肠癌（含结肠癌、直肠癌）

【临床表现及体征】

（1）排便习惯改变：此为肠癌早期最常见的症状。具体表现为粪便中的黏液异常增多，呈黏液粪；排便次数异常增多；粪便稀溏者多；排便前可有不同程度的腹痛。病灶越低位，上述症状越明显。随着病灶的日益增大，当引起一定程度的肠梗阻时，可见稀便与便秘交替出现的情况。

（2）便血：肿瘤表面的黏膜不同于正常黏膜，粪便与其摩擦致糜烂出血。左半肠癌出血量较多，一般为肉眼血便；右半肠癌大便多为流体状态，故出血量较少，且由于出血混入粪便中，大便色泽呈果酱色，肉眼血便较少见，属隐性潜血者多；直肠癌，常因瘤体表面的继发感染而出现脓血便。

（3）腹痛：也是本病的早期症状，多见于右侧大肠癌，表现为右腹部钝痛，或同时涉及右上腹、中上腹。大肠癌并发肠梗阻时腹痛加重，甚者呈阵发性绞痛。直肠癌由于癌灶直接侵犯、浸润肛管，可引起肛部剧痛。晚期患者，因癌灶浸润周围腹壁，可引起相应部位的剧痛。少数患者因肿瘤浸润导致肠穿孔而引起急性腹膜炎。

（4）腹部肿块：部分结肠癌患者可在少腹部触及肿块。瘤体穿透肠肌全层致继发感染，或造成穿孔，可引起局限性脓肿。

（5）直肠肿块：大肠癌位于直肠者占50%以上。多数直肠癌患者经指检，可触及质地坚硬、表面呈结节状的直肠肿块。有肠腔狭窄者，指检后的指套上可见血性黏液。故直肠指检是临床中不可忽视的诊断依据。

【中医病机】

本病由内、外因相互作用所致。其内因为先天不足，禀赋虚弱。其外因，或饮食不节，醉饱无时，恣食肥腻，纵情酒色，致阴阳失衡，关格壅塞；或忧愁思虑，肝失疏泄，乘脾犯胃，致升降失常，运化失职。如此内、外因互动，使内在脏腑失和，气机逆乱，潜伏于内的癌毒乘机滋长，与气滞、血瘀、痰湿胶结集聚，肆虐为患，遂而诸症蜂起。

【治疗原则】

益气扶正，健脾祛湿，通腑降浊，凉血活瘀，软坚散结，解毒抗癌。

【基本方】

生黄芪30～50g，党参（或太子参、东北人参、西洋参）10～13g，白术10～15g，薏苡仁10～15g，猪苓30g，茯苓30g，车前子30g（包煎），香附15g，大黄10g，莪术10g，白头翁10g，秦皮10g，炒槐花10g，浙贝母13g，牡蛎15g（先煎），马齿苋15g，败酱草15g，白花蛇舌草15g，鱼腥草15g。

1. 方解

方中生黄芪、党参、白术、茯苓、薏苡仁，配以猪苓、车前子，既含参苓白术散益气健脾、扶正固本之功，又寓五苓散促使气化、祛湿利水之能；浙贝母、牡蛎软坚散结以消瘤；莪术辛散、苦泻、温通，行气消积、散瘀止痛，乃专治癥瘕之佳品，药理实验证实，其制剂在体外对小鼠艾氏腹水癌细胞、腹水型肝癌细胞等多种肿瘤有明显的抑制和破坏作用，还能增强细胞免疫原性，从而诱发或促进机体对肿瘤的免疫排斥反应；配以大黄、香附，理气通腑、导滞降浊、泻热排毒；白头翁、秦皮、炒槐花清热凉血解毒；马齿苋、败酱草、白花蛇舌草、鱼腥草，皆解毒抗癌之品。

2. 随证加减

若下血明显者，酌加阿胶粉、三七粉（两者均冲服）、白及、仙鹤草等；见脓血便者，重用马齿苋，酌加秦皮、白头翁、地榆炭、荆芥炭等；少腹痛、胀者，酌加乌药、木香、白芍、九香虫、炙甘草等；纳呆、腹胀者，酌加枳实、鸡内金、佛手、焦三仙、厚朴等；伴腹水者，重用生黄芪、白术、猪苓、车前子，酌加生姜皮、大腹皮等。

七、肾癌

【临床表现及体征】

1. 局部症状

（1）血尿：为其最常见的症状，可为肉眼血尿或镜下血尿，大多呈间歇性，少数为全程性，有时伴见条状血块。

（2）腰痛：随肿瘤的不断增大，肾包膜张力增加或侵犯邻近组织而发生，其疼痛多为持续性钝痛。

（3）肿块：约10%的肾癌患者，在其腰部或上腹部可触及大小不一的肿块。

（4）水肿：当下腔静脉受侵、受阻时，可出现下肢水肿。

2. 全身症状

肾癌属高度恶性肿瘤，大多患者求诊时已有明显纳呆、消瘦、贫血、神疲等恶病质，常见肺或骨转移；发热也是肾癌常见的外在表现之一，有低热或高热，其高热者可高达 39 ~ 40 ℃；25% ~ 30% 的患者可能出现继发性高血压。

3. 内分泌紊乱症状

肾癌能分泌多种内分泌素（红细胞生成素、促皮质激素、高血糖素、促甲状腺激素、胰岛素样多肽等）而引起系列症状。如由于继发性红细胞生成素分泌增多，约3%的肾癌患者红细胞增多；又如促性腺激素升高者，可引起乳房增大、乳晕色素沉着及性欲减退，女性则引起多毛及闭经等。

一种肿瘤分泌多种内分泌素是肾细胞癌的特征。

【中医病机】

本虚标实为本病基本病机。若先天禀赋不足，或房劳过度，或年老体弱，或久病耗伤真元，皆可导致肾气亏虚。肾虚则气化不力，抵抗力低下，正不胜邪，癌毒乘虚而生，客居于肾，由此而阻碍气化，致代谢失常，阴阳失序，诸症蜂起。

【治疗原则】

益气补肾，促使气化，清热凉血，利湿降浊，活瘀软坚，解毒抗癌。

【基本方】

生黄芪 30 ~ 50 g，黄精 10 g，白术 10 g，茯苓 30 g，猪苓 30 g，泽泻 30 g，瞿麦 30 g，栀子 9 g，浙贝母 15 g，鳖甲 15 g，萆薢 15 g，重楼 13 g，玄参 13 g，山茱萸 10 g，生地黄 10 g，熟地黄 10 g，牡丹皮 10 g，三七粉 3 ~ 5 g（冲服），重楼 15 ~ 25 g，蒲公英 15 ~ 25 g，马齿苋 15 ~ 25 g，白花蛇舌草 15 ~ 25 g，赤小豆 15 ~ 25 g，白茅根 30 g。

1. 方解

方中生黄芪、黄精、熟地黄、山茱萸益气补肾，扶正固本；白术、茯苓、猪苓、泽泻共伍，健脾利水，温阳化气，仿五苓散促使气化之功；萆薢，随五苓散之后，配赤小豆、白茅根，利湿降浊；生地黄，配以瞿麦、栀子、玄参、牡丹皮等，具清热凉血之能；三七配以浙贝母、鳖甲活瘀软坚；重楼、蒲公英、马齿苋、白花蛇舌草相伍协力，共奏解毒抗癌之功。

2. 随证加减

若疼痛明显者，重加生白芍（50 ~ 100 g），同时酌加威灵仙、山慈姑、延胡索、枇杷叶等；若严重尿血者，三七用量适当加大，同时酌加蒲黄、阿胶、大蓟、小蓟等；纳呆、腹胀者，酌加鸡内金、砂仁、陈皮、焦三仙、佛手、厚朴等；头晕、耳鸣者，酌加补骨脂、葛根、石菖蒲、蝉蜕等；潮热、盗汗者，酌加知母、黄柏、龟板、女贞子、旱莲草等；排尿不畅者，酌加滑石、车前子、生甘草等。

八、脑瘤

【临床表现及体征】

1. 颅内压升高症状

（1）头痛：由于肿瘤直接压迫脑膜或颅内压升高，血管及神经受到刺激、牵拉而引起疼痛，多数脑瘤患者早期皆有之，随肿瘤的发展而逐渐加重。

（2）呕吐：多由颅内压升高，刺激延髓呕吐中枢，或迷走神经受到牵拉所致。每于头痛严重发作时并发，甚者呈喷射状。

（3）视觉障碍：由于视神经盘水肿，或肿瘤直接压迫视神经，渐而导致视神经萎缩，继而出现视力减退，甚至失明。

2. 体征

还可能出现头晕、复视、精神症状、癫痫发作、颈项强直、角膜反射减退症状，以及呼吸、血压等生命体征的改变。

【中医病机】

本虚标实为该病基本病机。其病位在脑，根本在肾，涉及肝、脾。若肾精亏虚，精血不足，加之脾虚不能升清，精血不能上奉，脑髓空虚，癌毒乘虚而生；又肾水不能涵养肝木，肝火内生，炼津为痰，痰邪随肝阳上犯于脑，与癌毒胶结，盘踞清阳之腑，扰及清窍，则诸症作矣。

【治疗原则】

补肾益髓，升清荣脑，健脾化痰，平肝降火，清宣神窍，软坚散结，解毒抗癌。

【基本方】

太子参 13 ~ 25 g，熟地黄 10 g，山茱萸 10 g，枸杞子 10 g，白术 10 g，茯苓 30 g，猪苓 30 g，泽泻 30 g，薏苡仁 15 ~ 25 g，天竺黄 9 g，胆南星 9 g，郁金 9 g，白芷 9 g，陈皮 9 g，法半夏 9 g，白僵蚕 9 g，葛根 30 g，丹参 15 ~ 20 g，浙贝母 15 ~ 20 g，生龟板 15 ~ 20 g，生牡蛎 15 ~ 20 g，石菖蒲 13 g，全蝎 7 ~ 10 g（鲜活者为佳，焙干，研粉冲服），马齿苋 15 ~ 25 g，夏枯草 15 ~ 25 g，白花蛇舌草 15 ~ 25 g。

1. 方解

方中太子参、熟地黄、山茱萸、枸杞子益气扶正，补肾益髓，配以葛根升清荣脑。白术、茯苓、猪苓、泽泻、薏苡仁共伍相协，健脾祛湿，以绝痰源，配以天竺黄、胆南星清热化痰；陈皮理气和胃，配以法半夏燥湿化痰；丹参活瘀通络（配葛根之升清，改善脑部微循环）；白芷性温，既有排脓止痛之力，配以郁金、石菖蒲以替代麝香，发挥其辛香透窍、宣达清窍之能；浙贝母、生牡蛎皆软坚散结之品；生龟板配以夏枯草，平肝降火；全蝎配以白僵蚕，通络散结，熄风镇痛，攻毒以抗癌（药理研究证实，全蝎提取物可直接抑杀癌细胞，即使停药后仍保持一定抑制率）；马齿苋、白花蛇舌草均为清热解毒之品，与全蝎相伍相协，增强抗癌之力。

2. 随证加减

头痛剧烈难忍者，加大全蝎用量，同时酌加羚羊角、天麻、钩藤等；头晕、恶心者，重用猪苓、泽泻，酌加车前子、竹茹、砂仁等；睡眠欠佳者，酌加百合、远志、炒枣仁、柏子仁、夜交藤、浮小麦等；大便干结者，酌加大黄、枳实、厚朴、芒硝等。

九、鼻咽癌

【临床表现及体征】

（1）鼻部症状：常见鼻塞、涕中带血。

（2）耳部症状：由于肿瘤浸润，压迫咽鼓管咽口，出现分泌性中耳炎的症状和体征，如单侧性耳鸣、听力下降等。临床上不少鼻咽癌患者即是先见耳部病症而后进一步检查，确诊为该病。

（3）头痛：为该病的首发或主要症状。早期疼痛部位不固定，多在颞部或顶部，且呈间接性；晚期常为持续性偏头痛，部位较固定。

（4）眼部症状：表现为视力障碍（严重者可失明），视野缺损，向外视物呈双影或复视，眼球突出及活动受限。

（5）面部症状：面部麻木感，其皮肤痛觉及触觉减退或消失。

（6）其他：癌瘤直接侵犯或淋巴结转移至茎突后区或舌下神经管时，可引起舌肌萎缩和伸舌偏斜。

【中医病机】

本虚标实为其基本病机。虚者，责之于气虚、阴虚、血虚、阳虚，而以气阴两虚为多见。由于内虚在先，抵抗力低下，癌毒之邪乘机滋长，并与痰瘀之邪胶结，渐而成形成块，既阻格气道，痹塞清窍，上罩头目，又阻滞相应脏腑的气血运行，遂诸症作矣。

【治疗原则】

益气养阴，扶正固本，升清宣窍，清肺利咽，化痰祛浊，软坚散结，解毒抗癌。

【基本方】

生黄芪 15～30g，太子参 10～15g，玄参 10～15g，麦冬 10～15g，桔梗 10～15g，猪苓 30～50g，升麻 9g，陈皮 9g，胆南星 9g，郁金 9g，石菖蒲 10～15g，浙贝母 10～15g，生牡蛎 10～15g，百合 15～30g，黄芩 10～15g，薏苡仁 10～15g，蜂房 10～15g，夏枯草 10～15g，蜈蚣 1～3条，白花蛇舌草 15～30g，鱼腥草 15～30g。

1. 方解

方中生黄芪、太子参配以麦冬，益气养阴，扶正固本；玄参、百合、黄芩配以桔梗，清肺利咽；郁金、石菖蒲配以升麻、桔梗，升清宣窍；陈皮、胆南星燥湿化痰；薏苡仁、猪苓祛湿化痰，配以浙贝母、生牡蛎，化痰散结；蜂房甘平，祛风止痛，攻毒抗癌；蜈蚣散结通络，止痉镇痛，攻毒抗癌；白花蛇舌草、鱼腥草、夏枯草皆清热解毒之品，与蜂房、蜈蚣相伍协力，共奏抗癌之功。

2. 随证加减

若疼痛明显者，酌加全蝎、川芎、天麻、细辛等；若鼻塞不通者，酌加辛夷、薄荷、羌活、白芷等；鼻流浊涕者，酌加苍耳子、金银花、连翘、蒲公英等；涕中带血者，酌加栀子、大蓟、小蓟、三七粉、仙鹤草、白茅根等；血虚头晕者，酌加当归、川芎、熟地黄、枸杞子等；纳呆、腹胀者，酌加鸡内金、焦三仙、砂仁等；吞咽不畅者，酌加射干、胖大海、佛手、枳实、壁虎等。

十、骨肉瘤

【临床表现及体征】

疼痛和肿胀为其主要临床表现。初期为间断性疼痛，逐渐转为持续性剧烈疼痛，尤以夜间更甚。局部压痛明显，甚者痛不可触。

全身症状明显：乏力、纳呆、消瘦、贫血，多见肺部转移；体表皮肤发热，变红，多伴有静脉怒张。

一般在发病 2 ～ 3 个月后可见到肿块。当发生病理性骨折后，可见到明显畸形，也可因疼痛而致肢体废用，或因长期消耗而导致肌萎缩。

【中医病机】

肾主骨生髓。若肾气亏虚，精血不足，骨髓失充，潜伏于体内的癌毒乘虚滋长，与内在痰浊、瘀血胶合，聚结成瘤，植根于骨，致经络痹阻，气滞血凝，耗伤阴津，腐骨蚀骼，甚至殃及脏腑，则诸症作矣。

【治疗原则】

益气养阴，滋肾壮骨，养血凉血，化痰活瘀，活络止痛，解毒抗癌。

【基本方】

生黄芪25 ～ 50 g，太子参10 ～ 15 g，玄参10 ～ 15 g，当归10 ～ 15 g，川芎10 ～ 15 g，猪苓15 ～ 30 g，泽泻15 ～ 30 g，生地黄10 ～ 15 g，熟地黄10 ～ 15 g，牡丹皮10 ～ 15 g，补骨脂10 ～ 15 g，鹿角胶5 ～ 10 g（烊化冲服），威灵仙10 ～ 15 g，羌活10 ～ 15 g，独活10 ～ 15 g，地龙10 ～ 15 g，全蝎7 ～ 10 g（鲜活者为佳，焙干，研粉冲服），蜈蚣1 ～ 3 条，雷公藤10 g，山慈姑10 g，忍冬藤15 ～ 30 g，白花蛇舌草15 ～ 30 g。

1. 方解

方中生黄芪、太子参、当归、生地黄益气养阴，养血凉血；熟地黄、补骨脂、鹿角胶滋肾壮骨；猪苓、泽泻，配以川芎、牡丹皮化痰活瘀；地龙、全蝎、蜈蚣，配以威灵仙、羌活、独活、忍冬藤、雷公藤活络止痛；玄参滋阴凉血，清热解毒，且有散结作用；山慈姑、白花蛇舌草解毒以抗癌。

2. 随证加减

属阴寒凝滞，遇寒加重者，原方中去玄参、生地黄、牡丹皮、忍冬藤，酌加麻黄、肉桂、白芥子、炮姜、细辛等；若热毒蕴结，局部肿胀，发热、发红者，酌加丹参、赤芍、金银花、栀子等；若面色晦暗，口唇青紫，舌质紫暗，病灶坚硬，固定不移，瘀血内阻严重者，酌加桃仁、红花、土鳖虫、延胡索、鸡血藤等；纳呆、腹胀者，酌加砂仁、鸡内金、焦三仙等。

十一、白血病

白血病是造血系统的一种恶性肿瘤。主要表现为异常的白细胞及其幼稚细胞（即白血病细胞）在骨髓或其他造血系统中进行性、失控地异常增生，浸润各种组织，使正常血细胞生成减少，外周血白细胞有质和量的异常变化。按病程急缓及细胞分化程度之不同，临床上常分为急性白血病和慢性白血病。急、慢性白血病发病率之比为4：1。

白血病是我国常见的十大恶性肿瘤之一，其发病率为（3～4）/10万；死亡率分别为男性恶性癌瘤之第6位，女性恶性癌瘤之第7位。

【临床表现及体征】

（1）贫血：可见面色苍白，自觉乏力、神疲、气短、心悸，活动耐量降低，诸症呈进行性加重。

（2）发热：为初诊时的常见症状，大多数由继发感染所致。

（3）出血：早期，其皮肤黏膜可见出血点，继而最常见出血部位为鼻、口腔及牙龈，其次为眼底和球结膜；女性可见月经增多。病至后期，可出现内脏出血或并发弥散性血管内凝血，此为致死的常见原因。

（4）白血病细胞的浸润表现：白血病细胞浸润各组织、器官，导致淋巴结肿大、肝大、脾大，引起骨关节痛，而以胸骨压痛最为常见，也可表现为头痛等颅内压升高或脑神经麻痹等症状。

【中医病机】

本病的发生，先有禀赋虚弱，肾精亏乏；后又五劳所伤，致气血亏虚，抵抗力低下，外在邪毒（如病毒、射线或药食之毒）乘虚而入，与内在逆乱之气机、蓄积之痰热，相互纠缠，犯及营卫，袭扰血液，深伏骨髓，殃及脏腑，使代谢失常，阴阳失序，遂诸症作矣。

【治疗原则】

健脾滋肾，益气扶正以固本；养血凉血，化痰祛湿，清热解毒以治标。

【基本方】

生黄芪 30 ~ 100 g，太子参 10 ~ 15 g，玄参 10 ~ 15 g，当归 10 ~ 15 g，生地黄 10 ~ 15 g，熟地黄 10 ~ 15 g，枸杞子 10 ~ 15 g，薏苡仁 10 ~ 15 g，山药 10 ~ 15 g，白术 10 ~ 15 g，茯苓 30 g，雄黄 0.1 ~ 0.5 g，青黛 9 g，紫草 9 g，蒲公英 15 ~ 25 g，金银花 15 ~ 25 g，紫花地丁 10 ~ 15 g，野菊花 10 ~ 15 g，水牛角 10 g，牡丹皮 10 g，赤小豆 15 ~ 25 g，白茅根 15 ~ 25 g。

1. 方解

方中生黄芪、太子参益气，取"气能生血、行血""气盛则血旺"之理，同时正气足则抗力强，"正气存内，邪不可干"。玄参、当归、生地黄、牡丹皮、紫草、白茅根，共奏凉血养血之功；白术、茯苓、薏苡仁，健脾以强气血生化之源，祛湿以绝痰源；枸杞子、熟地黄、山药补肾生精，而肾乃强壮之本，且"精血互化"，肾精又能生血、化血；青黛、蒲公英、金银花、紫花地丁、野菊花、水牛角、雄黄、赤小豆，相伍协力，共奏清热凉血、解毒抗癌之能。

2. 随证加减

若见面色及舌质紫暗，舌边多瘀点，证属瘀毒蕴结者，酌加丹参、三七、赤芍、白芍、川芎等；伴潮热、盗汗、心烦、口渴者，可配服六味地黄丸，或酌加生地黄、山茱萸等；若属脾肾阳虚者，可适时配服右归丸，或酌加菟丝子、鹿角胶、补骨脂等；若属慢性急变，症见壮热谵语，口干欲饮，咳血、衄血，或吐血、便血及皮下出血者，酌加水牛角、茜草、生石膏（先煎）、仙鹤草、白花蛇舌草等。

十二、乳腺癌

【临床表现及体征】

主要有乳房局部肿块、乳腺疼痛、乳头溢乳、乳头外形改变、乳腺皮肤改变、腋窝淋巴结肿大，以及远处转移所致的相关症状和体征。

【中医病机】

其病机总属本虚标实。其虚责之于气虚、阴虚、血虚、阳虚。因体虚在先，抵抗力低下，加之肝肾失和，冲任失调；情志所伤，疏泄失职；厚味所酿，痰浊凝滞等内环境的紊乱，使潜伏于体内的癌毒得以被激活，乘机恣意疯长，并与痰瘀胶结成形成块，盘踞乳房部位，威胁邻近脏腑，致使相应脏腑功能失调，影响气机升降，阻滞气血运行，遂出现乳房肿块、乳腺疼痛、乳头溢乳等各种标证。

【治疗原则】

益气扶正，养血滋肾，扶正固本，增强抗力；疏肝理气，祛瘀通络，化痰软坚，解毒抗癌，散结消瘤。

【基本方】

生黄芪25～30g，太子参13g，玄参10g，柴胡9g，黄芩10～15g，姜半夏9g，浙贝母13g，生牡蛎15g（先煎），当归10g，赤芍25g，白芍25g，石见穿10g，郁金9g，猪苓30g，薏苡仁10～15g，枸杞子10g，香附10～15g，丝瓜络9g，天花粉9g，蒲公英15～20g，半枝莲10～15g，白花蛇舌草15～20g，大枣3～5枚。

1. 方解

方中生黄芪、太子参，益气扶正；当归、白芍、枸杞子，养血滋肾；柴胡、黄芩、姜半夏，配以郁金，疏肝理气，和解少阳；赤芍、石见穿，配以丝瓜络，活瘀通络；香附，善理胞宫腑气，配当归、赤芍，调理冲任；蒲公英、半枝莲、白花蛇舌草，皆清热解毒之品；猪苓、薏苡仁、天花粉，配以玄参、浙贝母、生牡蛎，化痰软坚，散结消瘤；大枣健脾和胃，协佐生黄芪补中益气，扶正固本。

2. 随证加减

若疼痛明显者，酌加栀子、川芎、延胡索、枇杷叶等；纳呆、腹胀者，酌加鸡内金、砂仁、焦三仙等；伴头晕、头胀、耳鸣者，酌加龟板、天麻、泽泻、磁石、夏枯草等；若口苦、咽干者，酌加知母、麦冬、石斛；大便干结者，酌加大黄、枳实、厚朴等；若瘤体触之坚硬如石者，酌加鳖甲（需重用）、僵蚕、莪术，另外用药渣煎液（加芒硝）热敷病灶；若乳房红肿、发热、糜烂溃疡，乳头溢乳者，酌加金银花、连翘、马齿苋、紫花地丁、山慈姑等。

十三、卵巢癌（含宫颈癌、子宫内膜癌）

【临床表现及体征】

1. 卵巢癌

（1）腹胀和下腹部不适感：病之早期，癌瘤较小时，多无明显症状。随着癌瘤增大，癌灶对肠道、盆腔的压迫及对韧带的牵拉，或出现大量腹水时，可产生腹胀和不适感。

（2）腹痛：当瘤体迅速长大，包膜破裂，或由于外力致肿瘤破裂，囊液流入腹腔，刺激腹膜，可引起剧烈疼痛；妇科检查可产生盆腔的触痛及压痛；患者突然改变体位或剧烈活动时，由于瘤体与子宫位置的相对改变而形成蒂扭转时，可产生腹痛、恶心、呕吐等症状；肿瘤合并感染时，不但腹痛，而且伴有发热。

（3）压迫症状：瘤体长大压迫盆、腹腔内脏器，可出现相关的压迫症状。如压迫横膈，则有呼吸困难和心悸。盆腔脏器受压，若膀胱受压者，可致尿频、排尿困难、尿潴留等；直肠受压时，可导致大便困难或便频等症。当巨大肿瘤充满整个腹腔，影响静脉回流时，可出现腹壁及双下肢水肿。

（4）腹水：可并发于良性或恶性、囊性或实性、完整或破裂的卵巢肿瘤，以卵巢恶性肿瘤者多见。腹水抽出液多呈黄色、黄绿色或红色，甚至为明显的血性，当混有黏液或肿瘤内容物时显得浑浊；卵巢纤维瘤常并发腹水与胸水。

（5）不规则阴道出血：少数患者可出现月经紊乱等症。

（6）癌浸润和转移症状：当瘤体浸润或压迫邻近组织器官，可出现腹壁、下肢水肿，大、小便不畅和下坠感，腰痛；癌瘤浸润或转移到大网膜、肠管，引起粘连，可形成腹部肿块或肠梗阻；瘤体侵犯盆壁，累及神经时，可出现疼痛并向下放射；卵巢上皮癌常伴有腹腔内播散，因涉及的部位不同，而引起多种多样的不同症状，如恶心、呕吐、腹泻、水肿、气促等，当与内科疾病相鉴别。

（7）恶病质：病至晚期，可出现显著消瘦、贫血及严重衰竭等恶病质表现。

2. 宫颈癌

宫颈癌系指发生在宫颈阴道或移行带的鳞状上皮细胞及宫颈管内膜的柱状上皮细胞交接处的恶性肿瘤。

早期宫颈癌无明显症状，也无特殊体征，与慢性宫颈炎无明显区别。一旦出现癌瘤的相应症状，其病程已经发展至中晚期。

（1）阴道流血：约有81%的患者有阴道流血症状，常在性交、排便、活动或妇科检查后出血。病之初期，出血量较少，且能自行停止；病至晚期，当病灶较大时，出血量明显增多，甚至下血如注而危及生命。

（2）白带增多：约有82.3%的患者有不同程度的白带增多，呈白色、淡黄色，血性或脓血性，质稀薄似水样或米泔水样，气味腥臭。晚期患者合并感染者，则呈恶臭或脓性。

（3）压迫症状：随着瘤体肿大，可出现各种压迫症状。疼痛（腹痛、腰痛、坐骨神经痛、下肢肿痛等）是常见的压迫症状之一，多见于Ⅲ、Ⅳ期患者。其他常见的压迫症状有尿频、尿急、肛门坠胀、里急后重等。癌灶压迫或浸润输尿管，其程度严重时，可导致输尿管梗阻、肾盂积水，甚者肾功能损害，最后致尿毒症而危及生命。

（4）全身症状：病程至晚期，除继发尿毒症等全身症状外，往往出现消瘦、贫血、发热，甚至全身衰竭等诸多恶病质表现。

宫颈癌之体征，一般可分为外生型（病灶向外生长，形似菜花状，触之易出血）、内生型（病灶向宫颈深部浸润，致使宫颈扩张糜烂）、溃疡型（癌组织坏死脱落，形成凹陷性溃疡或形如火山口的空洞）、颈管型（由癌灶的特殊浸润生长而扩散到宫颈管）。

3. 子宫内膜癌

子宫内膜癌是女性生殖器官最常见的恶性肿瘤之一，占女性生殖道恶性肿瘤的20%～30%，也称为宫体癌。本病属于中医之"崩漏""五色带下""癥积"等范畴。

（1）阴道出血：阴道出血是本病最多见、最突出的症状，但不是子宫内膜癌的特异症状。本病的发病平均年龄为55岁，因此绝经后的阴道出血，更应重视。对于未绝经者，若出现不规则阴道下血、淋漓性出血或经量异常增多、经期延长，则要高度怀疑本病的可能。

（2）阴道排液：阴道排液是本病的常见症状，由肿瘤渗出和继发感染所致。可表现为单纯性阴道排液异常增多，或同时伴有阴道出血。

（3）下腹部疼痛：当宫腔形成积血或产生积脓时，常有下腹部疼痛。当癌瘤发展至晚期，因癌灶压迫神经丛时，引起下腹痛的同时，常伴有下肢疼痛。

以上卵巢癌、宫颈癌、子宫内膜癌三者，同为女性生殖系统癌瘤，位置相邻，

乔振纲老中医治癌经验

病机、症状相似，故可异病同治。

【中医病机】

脏腑虚损，正气先伤，情志郁结，气失调畅，木旺克土，痰湿内聚，癌毒潜伏，乘机滋长，并与痰、瘀、湿、热诸邪胶结，渐而成形成块，阻滞气机，祸殃脏腑，遂诸症作矣。

【治疗原则】

益气养血，健脾补肾，扶正固本；祛湿化痰，理气活瘀，散结消瘤，解毒抗癌。

【基本方】

生黄芪30～50 g，太子参10～15 g，白术10～15 g，薏苡仁10～15 g，猪苓30 g，柴胡10 g，黄芩10 g，半夏10 g，胆南星10 g，玄参15～25 g，浙贝母15～25 g，鳖甲15～25 g，生牡蛎15～25 g，莪术10 g，三棱10 g，枸杞子10～15 g，香附10～15 g，桃仁7 g，赤芍10～15 g，马齿苋10～15 g，山慈姑10～15 g，白花蛇舌草15～30 g。

1. 方解

方中生黄芪、太子参益气，配以白术健脾，枸杞子养血补肾，共奏扶正固本之功；薏苡仁、猪苓，淡渗利湿，以绝痰源；柴胡、黄芩配以香附，清肝热，疏肝气；半夏、胆南星配以玄参、浙贝母化痰散结，鳖甲配以牡蛎软坚散结，共奏散结消瘤之力；桃仁、赤芍，活血化瘀；三棱，消恶血、散瘀血，配以莪术行气破积，消癥抗癌，二者常相伍配对，为消癥抗癌之佳品（药理实验证明，二者提取液均有较强抗癌作用）；马齿苋、山慈姑、白花蛇舌草，三者相伍相协，清热解毒以抗癌。

2. 随证加减

若腹痛严重，难以忍受者，酌加蒲黄、五灵脂、栀子、枇杷叶、延胡索、乌药、炒白芍（50～100 g）、炙甘草（15～20 g）等。另用乔氏癌瘤止痛酊适量撒填于神阙穴部位，再以伤湿止痛膏外贴固定，每日更换1次；若渗液较多，酌加苍术、车前子、山药、山茱萸；气味腥臭者，酌加香白芷、藿香、佩兰、石菖蒲等；伴小便不畅者，酌加瞿麦、车前子、石菖蒲、滑石等；大便干结难解者，酌加大黄、枳实、杏仁、厚朴、肉苁蓉等；若出血较多，量大势猛者，重用黄芪至50～100 g，并配人参、当归益气摄血，以防虚脱，同时酌加阿胶粉、云南白药粉适量冲服。若病程晚期，各脏器衰竭，恶病质全面出现者，此时应置癌灶和癌细胞于不顾，不再拘泥于固守原方，而转以补元气、健脾气、调胃气、养血气、固肾气、护阳气为当务之急。保得一分元气，便保得一分生命；养得一分胃气，便养得一分生命；固得一分肾气，便固得一分生命；护得一分阳气，便护得一分生命！

第六章　治癌验案辑录

一、肺癌

1. 晚期肺癌并纵隔转移案

邢某，男，82岁，洛阳铁路分局离休干部，2004年5月18日初诊。

患者2002年9月发现肺部肿瘤。X线片示：左上肺前段可见不规则软组织密度块影，范围约拳头大小。CT片示：左肺上叶前可见大片软组织块影，边界较毛糙，病灶大小约为33 mm×40 mm，主动脉窗区亦见软组织块影，疑为肿大淋巴结。痰液涂片检查发现癌细胞，遂确诊为肺癌。经化疗5个月，病灶如故，体质明显下降，白细胞亦急剧减少至3×10⁹/L以下，不得不停止化疗。又经中西医保守治疗1年，白细胞逐渐升至10×10⁹/L左右，但肺部症状不减，肿瘤病灶明显增大，所住医院多次下达病危通知，判断生命预期难以活过半月，特急转诊于余。

刻诊：咳嗽频剧，痰多色黄，时而咯血，伴乏力、神疲、纳呆、腹胀。CT片示：左上肺叶前段可见45 mm×57 mm大小的软组织块影，与左侧前胸壁相近，边缘多毛糙不整。同时纵隔部位亦见一16 mm×22 mm的块影，疑为纵隔转移。舌质暗淡略紫，苔黄厚腻；左脉沉数无力，右脉滑细而数。

辨证分析：邪毒与痰、热、瘀互结，阻于胸肺，宣肃失常，故咳嗽频剧；因咳嗽剧烈，肺络受损，加之热邪内郁，灼伤肺络，故咯血；肺病日久，子病及母，导致脾虚，故纳呆、腹胀；脾肺双虚日久必气虚，故乏力、神疲。

治宜益气健脾，充其化源，扶正以固本；清肺解毒，化痰活瘀，软坚散结，祛邪以治标。

处方：西洋参10 g，沙参13 g，陈皮10 g，半夏10 g，茯苓15 g，胆南星9 g，川贝母10 g，三七粉8 g（冲服），百合10 g，白术10 g，桔梗9 g，制款冬花15 g，蜂房 7 g，猪苓 30 g，鳖甲 30 g（先煎），半枝莲 15 g，山楂 13 g，砂仁 9 g（后下），白花蛇舌草 30 g。每日 1 剂，水煎服。

2004 年 10 月 3 日诊：上方为宗，加减续服近 140 剂，咯血明显减少，食欲大增，咳嗽显减，精神明显好转。治疗在益气健脾、扶正固本的同时，加大解毒祛邪、化痰活瘀、软坚散结力度。

处方：西洋参 10 g，生黄芪 15 g，白术 10 g，猪苓 30 g，陈皮 10 g，半夏 9 g，川贝母 7 g，桔梗 9 g，炙款冬花 10 g，鳖甲 50 g（先煎），山楂 10 g，砂仁 9 g（后下），薏苡仁 10 g，蜂房 9 g，全蝎 7 g，山药 15 g，生牡蛎 15 g（先煎），重楼 10 g，白花蛇舌草 30 g，大枣 7 枚。每日 1 剂，水煎服。

2005 年 4 月 19 日诊：上方为宗，加减续服半年左右，饮食复常，神清气爽，肺系症状明显好转，咯血未再发生，唯轻微咳嗽，但尿中带血。B 超查示：膀胱中发现 2.3 cm×3.4 cm 的占位，怀疑肺癌膀胱转移。下一步治疗，一方面继续健脾补肾固本，一方面清热凉血解毒、活瘀软坚散结。

处方：生黄芪 45 g，西洋参 10 g，栀子 10 g，黄柏 9 g，三七粉 8 g（冲服），瞿麦 10 g，猪苓 30 g，生地黄 10 g，牡丹皮 9 g，鳖甲 30 g（先煎），阿胶 10 g（炖服），山楂 13 g，山药 10 g，山茱萸 10 g，白术 10 g，茯苓 15 g，重楼 10 g，仙鹤草 15 g，炒蒲黄 7 g（另包），白花蛇舌草 30 g，白茅根 30 g。每日 1 剂，水煎服。

2005 年 10 月 6 日诊：上方为宗，加减续服近半年，尿血止，肺系症状亦基本消失。再治仍宜益气健脾，补肾固本；解毒祛邪、清热化痰、凉血活瘀、软坚散结治标。

处方：生黄芪 30 g，西洋参 10 g，玄参 15 g，白术 10 g，猪苓 30 g，山楂 10 g，砂仁 8 g（后下），鳖甲 30 g（先煎），生地黄 10 g，牡丹皮 10 g，栀子 10 g，三七粉 8 g（冲服），蜂房 9 g，全蝎 8 g，重楼 10 g，山药 15 g，山茱萸 10 g，仙鹤草 30 g，白花蛇舌草 30 g，白茅根 30 g。每日 1 剂，水煎服。

上方为宗，加减续服至 2013 年 1 月，患者健在，病情稳定。

2013 年 2 月 18 日患者因感冒发热住院，发热得到控制后，院方予鸦胆子油用作肿瘤的辅助治疗，用至第 3 天，呼吸困难，心肺症状陡然加剧，3 月 29 日逝于呼吸衰竭和心搏骤停。至此患者带瘤生存时间长达 10 年之久。

按：该患者从转诊于中医开始，坚信不疑地服中药近 9 年，生命亦延续了近 9 年，一个 82 岁高龄的肺癌患者（其间尚有膀胱转移），竟坚持活到了 91 岁，不能不说是带瘤生存的奇迹！之所以取得如此奇迹，综观其中药治疗全过程，可归结于以下几点：

第一，重视益气扶正，培元固本。该患者从我处初诊时，确诊为肺癌已年半有余，又经化疗药物摧残，加之年事已高，正气虚馁可知，其虚首先责之于元气受损，故治疗全过程中，始终把益气扶正、培元固本放在第一位，几乎方方不离生黄芪、西洋参。此举措使正气和元气渐复渐旺，提高了抵抗力和免疫力，增强了脏腑功能和生命力。

第二，重视健脾调胃。此举一则保证了消化功能的正常运转，使气血化源充沛，既满足了人体的正常营养需求，又为疾病的恢复和生命力的增强提供了营养基质的保障；二则培土以生金，通过健脾，使肺气健旺。

第三，在扶正固本的同时，通过清热解毒、化痰活瘀、理气宣肺、和胃消胀、软坚散结等措施，强力祛邪治标，及时针对诸多标证，减轻乃至解除患者的主要痛苦。

第四，家属紧密配合，使患者树立对中医治疗（包括对医生本人）的坚定信心，始终充满希望，乐于服药，坚持治疗。

第五，在正确辨证，正确制定治疗原则之后，始终守法守方，"稳"字当头，久服缓图。

2. 肺癌并肝转移案

赵某，男，62岁，河南省灵宝市秦岭金矿干部，2009年11月2日初诊。

患者患高血压、冠心病已5年余。近3个月经常咳嗽，痰中间断夹带鲜红血丝，青岛大学医学院附属医院CT检查示：左、右肺下叶见分叶状软组织密度影，密度欠均匀，周围见毛刺，大者直径21 mm。右肺中叶、上叶可见多个类圆形结节，边缘较光滑。双侧肺野见散在类圆形气体密度影；扫描范围内肝右叶见低密度肿块，内密度不均。提示：①双肺软组织密度影，考虑为原发周围型肺癌，并肺内结节。②双肺含气囊肿。③肝右叶占位。患者认为，癌既转移，病属晚期无疑，已失去手术机会，又惧怕化疗之副作用，故决心保守治疗。先后经当地中西医治疗，未获显效，特邀余飞赴青岛会诊。

刻诊：咳嗽频作，痰黄，夹带血丝，伴乏力、胸闷，左前胸不时刺痛，气短、心悸，头胀、头晕，饮食尚可，二便正常。查见：面色黧黑，暗无光泽；舌质紫暗，舌苔黄厚；脉沉细、滞而无力。

辨证分析：心气虚弱，心脉瘀阻，故气短、心悸、心前区疼痛。痰热毒邪互结，蕴结于肝，影响肝之疏泄，致肝阳上亢，故头胀、头晕；蕴积于肺，影响肺之宣降，故咳嗽、痰多、胸闷；热毒伤及肺部血络，故痰中夹带血丝。

治宜益气养心，宽胸理气，活瘀通脉，平肝潜阳，清肺解毒，化痰软坚。

处方：西洋参13g，丹参10g，玄参13g，麦冬15g，五味子9g，羚羊角粉1.5g（冲服），天麻15g，浙贝母15g，海蛤壳20g，郁金9g，三七粉5g（冲服），生地黄13g，牛膝15g，蜂房9g，半枝莲10g，白花蛇舌草30g，炙甘草15g，白茅根30g。每日1剂，水煎服。

2010年7月21日诊：上方连服20剂，咯血消失，咳嗽明显好转，血压渐趋稳定，头胀、头晕亦明显减轻。继之，仍以上方为宗，间或加全瓜蒌、薤白、陈皮、降香、百合、桔梗、砂仁等，连服130余剂，胸闷、胸痛基本消失，精神转佳，面色转润，能食能睡，唯时觉心悸，稍微咳嗽，痰较多。

处方：黄精10g，桔梗10g，半夏10g，白术10g，百合10g，丹参13g，玄参13g，麦冬13g，浙贝母13g，陈皮13g，牛膝13g，珍珠母15g，海蛤壳15g，炙甘草15g，猪苓30g，白花蛇舌草30g。每日1剂，水煎服。

2010年10月29日诊：上方为宗，加减续服3个月余，心悸、头晕、头胀均消失，血压稳定，饮食、睡眠均正常，仍咳嗽、痰多。遂调方如下。

处方：太子参10g，陈皮9g，半夏9g，猪苓30g，杏仁9g，羚羊角粉2g（冲服），浙贝母15g，生牡蛎15g，桔梗9g，瓜蒌9g，砂仁9g（后下），薤白9g，郁金9g，佛手9g，石见穿10g，鳖甲15g（先煎），蜂房9g，半枝莲10g，白花蛇舌草30g，白茅根30g。每日1剂，水煎服。

2011年6月20日诊：上方出入续服半年余，咳止痰消，血压正常。近半月因情志不遂，致胁胀、心悸、胸闷。再治以益气养心、疏肝理气、宽胸宣肺为主，兼清热解毒、活瘀软坚。

处方：白人参10g，丹参9g，麦冬13g，五味子9g，川芎9g，玄参10g，浙贝母15g，郁金9g，瓜蒌9g，柴胡9g，白术10g，白芍15g，枸杞子9g，百合10g，佛手9g，茯苓30g，生牡蛎15g（先煎），鳖甲15g（先煎），猪苓30g，半枝莲9g，三七粉5g（冲服），陈皮13g，灵芝10g，白花蛇舌草30g。每日1剂，水煎服。

2011年9月15日诊：上方加减续服近3个月，心悸、胸闷完全消失，饮食正常，睡眠香甜，自觉身力倍增，神清气爽。再治仍遵"养住心、治住肺、盯住肝、护住胃"的原则拟方。

处方：白人参10g，丹参9g，麦冬13g，五味子9g，茯苓30g，柴胡9g，川芎9g，白芍15g，郁金9g，浙贝母15g，百合10g，白术12g，砂仁9g（后下），枸杞子10g，佛手9g，灵芝9g，蜂房9g，半枝莲9g，三七粉7g（冲服），猪苓30g，生牡蛎15g（先煎），鳖甲15g（先煎），白花蛇舌草30g，白茅根30g。每日1剂，水煎服。

2012年7月19日诊：上方加减续服10个月余，病情稳定。近因奔波劳累，血压升高（今测160/90 mmHg，即21.3/12.0 kPa，1 mmHg约相当于0.133 kPa），但头不晕，唯前胸时疼。

处方：西洋参10g，丹参9g，玄参13g，麦冬15g，五味子9g，百合10g，全瓜蒌9g，薤白9g，郁金9g，佛手9g，猪苓30g，蜂房9g，远志9g，牛膝13g，决明子9g，白花蛇舌草30g，夏枯草15g，垂盆草15g。每日1剂，水煎服。

2012年12月12日诊：上方加减续服百余剂，胸痛消失，饮食正常，精神振作，近因情志不遂，致前后胸痛复发，呈绞痛、刺痛，甚则不能平卧。12月1日灵宝市第二人民医院CT检查见：平扫肺窗示左肺实变，纵隔右偏；右肺下叶上段可见一枚较大不规则高密度结节影(纵隔下呈软组织密度)，毛刺不明显，周围可见肺纹理簇聚，邻近胸膜受牵连；纵隔窗示腋窝及纵隔可见肿大淋巴结影，左肺不张，左侧胸腔见液体性低密度影充填；平扫示肝右叶后段见类圆形低密度影，边界模糊不清，CT值约31 HU；腹膜后可见肿大淋巴结影。CT提示：①右肺占位，考虑肺癌。②肝右后叶占位，考虑血管瘤，建议增强。③左侧胸腔大量液体。④纵隔及腹膜后淋巴结肿大。根据病情，调下方，通过手机微信发出。

处方：黄精10g，玄参13g，柴胡9g，黄芩9g，半夏9g，浙贝母15g，白术15g，猪苓30g，茯苓30g，葶苈子7g，车前子30g（包煎），薏苡仁10g，砂仁9g（后下），延胡索25g，穿山甲7g（研粉冲服）（穿山甲已列入国家野生动物保护名录，医者应用其他药品如猪蹄甲代替，后同——编者注），蒲黄9g（冲服），枇杷叶10g，山慈菇10g，半枝莲10g，鱼腥草15g，炒白芍30g，炙甘草9g，大枣9枚，生姜3片。每日1剂，每剂煎3次，前两次喝；第三次煎好后，用毛巾蘸其药液热敷痛处。

2012年12月19日诊：患者通过信息汇报病情：服上方7剂，元气得到恢复；咳嗽、吐痰得到控制；左胁疼痛缓解，每天疼痛由24小时减为8～10小时，多于夜间发作，80%的疼痛可以忍受；睡眠明显改善，能达8小时；饭量增加；气喘好转，呼吸较前平稳；心悸基本消失，现偶尔心动过速（心率96～106次/分）；腹胀，两胁疼痛，左胁尤甚，甚时呈岔气样，多发生于起身、弯腰或走路时，若停止活动，则很快缓解，其痛呈钻心样，位置固定不移，持续时间长，难以忍受；感觉腹部仍有腹水，厌食；舌苔白厚。根据病情拟下方，通过手机短信发出。

处方：生黄芪30g，西洋参10g，玄参13g，柴胡9g，黄芩9g，半夏9g，浙贝母13g，生牡蛎15g（先煎），茯苓30g，猪苓30g，泽泻30g，车前子30g（包煎），延胡索30g，白花蛇舌草30g（包煎），葶苈子7g，白术25g，桂枝10g，郁金9g，穿山甲7g（研粉冲服），蒲黄7g（包煎），五灵脂7g，制乳香7g，制没药7g，枸杞子10g，山慈姑10g，炙甘草9g，生姜5片，大枣7枚。5剂，每日1剂，水煎服。

2013年1月12日诊：患者发来短信："乔大夫，您是创造奇迹的人，我已经4天基本不疼了，能休息了。现在是干咳，干呕，嗓子哑，痰在喉咙中堵塞，血压太高。身体太弱。"据病情，拟下方（通过手机短信发出）供参考。

处方：黄精13g，北沙参10g，陈皮13g，半夏9g，桔梗9g，川贝母9g，炙款冬花15g，炙麻黄7g，杏仁9g，苏子9g，葶苈子9g（包煎），白术15g，罂粟壳15g，羚羊角粉2g（冲服），天麻20g，白芍30g，鱼腥草15g，白花蛇舌草30g。每日1剂，水煎服。

2013年3月1日诊：上方为宗，连续服用40余剂，血压得到控制，疼痛基本消失，心功能得到稳定，生命暂无危险。建议来我院住院，以便在西医手段配合下，尽快解决胸水问题，同时，直接面对患者，有利于准确把握病情，增强用药针对性，加速患者康复。3月1日患者住进我院外科，同日邀余会诊。刻诊：乏力，神疲，咳嗽，痰多，喑哑，胸闷，气短，数日未大便；舌质暗红、紫暗，舌苔黄厚腻；脉沉细、滑数无力。建议先用中药5剂，益气强心，健脾温肾，化痰宣肺，化湿利水，通降腑气。待体质增强，正气恢复，可适时、酌情酌量抽放胸水。

处方：生黄芪30g，西洋参10g，红参6g，丹参10g，麦冬13g，五味子10g，茯苓30g，白术15g，猪苓30g，车前子30g（包煎），葶苈子9g，制附子9g（先煎），炙麻黄7g，大黄12g，薏苡仁15g，砂仁10g（后下），远志10g，灵芝10g，炒酸枣仁30g，火麻仁10g，炙款冬花15g，龙眼肉7g，鱼腥草15g，炙甘草15g。每日1剂，水煎服。

上方为宗加减续服至2013年6月，整体病情好转，其间曾两次带其他患者来洛求余诊疾。7月某日复因家事生气致心脏病急剧发作，急送当地医院，诊为大面积心

乔振纲老中医治癌经验

肌梗死，经抢救治疗数日无效而逝。

按：本案患者集多个重大疾病于一身，由于病情复杂，重笃、危急，接诊后，通过对病情仔细、缜密的分析，正确区分其标本关系：其多种疾病中，以肺癌并肝转移最为凶险，治疗难度最大，预后严重不良，作为患者的第一主诉，应列为诸病之本，其余之高血压、冠心病则相对视为诸病之标。从初诊时的临床表现来看，当时直接危及患者生命的不是癌症，首要的是心脏疾病！所患癌症，虽然已属晚期，但真要危及生命尚有一段渐进的恶化演变过程，而冠心病之心绞痛若不及时控制，可迅即心肌梗死，危及生命。故谨遵"急则治其标，缓则治其本"之训，始终把益气养心、活瘀通脉、宽胸宣痹（针对心脏，稳住"君主"）作为重中之重，把治疗冠心病视为第一要务；其次重视疏肝养肝、平肝潜阳（稳定血压，稳定情绪），健脾和胃（安抚中州，恢复气机升降）；再次，清热解毒、化痰散结、抗癌消瘤（针对癌瘤）。正是正确运用了"急则治其标，缓则治其本"的治疗原则，使冠心病、高血压的病情得到及时控制，保证了人体的正气不至于受损，为癌瘤的长期治疗赢得了良好的体质环境，使患者相当长时间达到"能吃、能睡、精神抖擞、信心满满"的良好状态。患者曾当着我的面，拍着胸膛自夸地说："看着我的满面红光，看着我的精神状态，谁敢说我是癌症！"

最后的悲剧缘于患者因家务事所生的一场大气。据了解，生气之时，患者拍桌摔碗，暴跳如雷，气得当场吐血，随即心前区绞痛难忍，当即打"120"，急送当地人民医院，终因抢救无效而逝。悲剧的教训再次告诫我们，气不仅是百病之源，而且某些情况下，气也是杀人之"刀"！可见，良好的情绪和精神状态对于患者是多么重要！

3. 巨大型肺癌案

古某，男，68 岁，重庆市江津区油溪镇居民，2012 年 8 月 2 日初诊。

患者 2 个月前出现咳嗽并胸痛，经当地卫生院抗菌消炎治疗效果欠佳，遂到女儿工作所在地求医。经深圳某大医院 CT 检查，提示右肺巨大团状高密度影，大小约 10.5 cm×9.6 cm。右肺其余部分显高密度影，内可见支气管充气影，外周可见液体密度影；右侧膈面明显抬高；右主支气管明显截断，气管、纵隔明显向右侧移位，纵隔内可见多发肿大淋巴结，肝右叶可见小片状低密度影。影像提示：①右肺癌伴纵隔淋巴结转移，右肺萎陷、不张。②右侧胸腔积液。③肝右叶小片状低密度影。建议进一步检查，排除肝转移可能。诊断：巨大型、晚期肺癌并纵隔淋巴结转移。根据检查结果及最后诊断，该院认为"病情重笃，生命预期难以超过 3 个月，手术治疗已无可能，化疗亦无多大意义"，建议中医调理。余应其家属邀请，乘机前往广州对其进行会诊。

刻诊：咳嗽阵作，咯吐黏痰，色黄白相间，夹带血丝。伴乏力、神疲，胸部闷痛，纳呆、腹胀，大便秘结。查见：精神萎靡，面色萎黄；舌质紫暗，有瘀斑，舌苔黄厚略腻；脉沉无力。

辨证分析：总属本虚标实。其虚责之于正气不足，脾肺两虚。其实责之于痰湿、热毒诸邪内蕴，与瘀血胶结，阻于肺部；饮邪潴留，蓄于胸而碍于肺，致肺失宣肃，血络受损，胸气痹阻，气机宣降失常，则诸症作矣。

治宜补元气，健脾气，益肺气，扶正以固本；化痰活瘀，清肺宣肺，升清降浊，调和胃气，凉血止血，利湿逐饮，软坚散结，抗癌消瘤，针对诸多标证。

处方：炙黄芪25 g，西洋参12 g，陈皮、焦三仙、浙贝母各13 g，胆南星、蜂房、姜半夏、砂仁、杏仁、苏子、桔梗、葶苈子各9 g，茯苓、猪苓、车前子（包煎）各30 g，白术、炒薏苡仁、百合、炙款冬花、生牡蛎（先煎）各15 g，羚羊角粉、三七粉各3 g（冲服），半枝莲10 g，鱼腥草、白花蛇舌草、白茅根各20 g，大枣7枚。每日1剂，水煎服。

2012年10月16日诊：上方为宗，加减出入连服50余剂，其女儿来电代诉：精神转佳，咳嗽、咯血均明显好转，饮食大增，大便转调，患者已由广东返回重庆老家，饮食尚可，能自主活动。现主要痛苦为胸痛，多为闷痛，呈持续性，每咳嗽时刺痛难忍。要求加工成细微粉剂，继续坚持中药治疗。遂调方如下。

内服方药：炙黄芪、猪苓、鳖甲、车前子各200 g，西洋参、玄参、百合、白术、炒薏苡仁各100 g，陈皮、清半夏、桔梗、胆南星、蜂房、葶苈子各80 g，延胡索、炙款冬花、杏仁、苏子各120 g，羚羊角、三七、蒲黄、五灵脂各50 g，砂仁、半枝莲、焦三仙各70 g，浙贝母、生牡蛎、炒白芍、白花蛇舌草、鱼腥草各150 g。以上诸药混合，一起超微粉碎加工成极细末，每天10～15 g（两小勺），一次性加入盛有350～450 mL凉水的小奶锅或电热杯中，充分搅匀，煮沸10～15分钟，置温，每日分2次（上、下午各1次）饮服，3个月为一疗程。

外用方药（依乔氏癌瘤止痛酊化裁）：生南星、阿魏、细辛、生川乌、生半夏各15 g，白芷、乳香、没药、延胡索各25 g，蟾酥、血竭各10 g，冰片0.5 g。以上共为细末，加入500 mL高度白酒中，密封浸泡1周后启封外用（疼痛剧烈时用）。每次用药棉蘸取药液适量，涂抹于疼痛部位的表皮之上，只可外用，严禁内服。

用上方、上法（其间若病情出现特别变化，如感冒发热、严重腹泻、咯血加重等情况，则随时拟定内服药方，及时对症处理）连续治疗6个多疗程，至2015年12月，患者仍健在，生活可以自理，可四处活动。

按：本案初诊时，经深圳某大医院确诊为"巨大型、晚期肺癌并纵隔淋巴结转移"。认为病情重笃，生命预期难以超过3个月，手术治疗已无可能，化疗亦无多大意义，建议中医调理。现在看来，该院做出的这一结论和建议，是十分慎重和实事求是的，同时也是十分认真和对患者高度负责的。

我接诊时，根据当时的临床症状和舌脉、体征，分析其中医病机为本虚标实，其虚责之正气不足，脾肺两虚。其实责之于痰湿、热毒诸邪内蕴，与瘀血胶结，阻于肺部；饮邪潴留，蓄于胸而碍于肺，致肺失宣肃，血络受损，胸气痹阻，气机宣降失常，则诸症作矣。治宜补元气，健脾气，益肺气，扶正以固本；化痰活瘀，清肺宣肺，升清降浊，调和胃气，凉血止血，利湿逐饮，软坚散结，抗癌消瘤，针对诸标证。处方中用炙黄芪、西洋参补元气；白术、炒薏苡仁、茯苓、百合、大枣健脾气、益肺气；砂仁、焦三仙和胃气。前列诸药，共奏调理、强化脏腑之功，旨在扶正固本，提高整个机体的免疫力、抵抗力和生命力。陈皮、姜半夏、胆南星化痰以宣肺；桔梗、羚羊角、鱼腥草清肺热以肃肺；猪苓、车前子、葶苈子利水逐饮以泄胸水；浙贝母、生牡蛎软坚散结；杏仁、苏子、炙款冬花降肺气以止嗽；蜂房、半枝莲、白花蛇舌草清热解毒以抗癌；三七与羚羊角、白茅根相配协力，有凉血、止血之能，又无留瘀之虞。上列诸药，共负祛邪治标之责。如是，标本兼治，方切病机，用药中的，初战告捷！经服上方50余剂，不但各种症状有所减轻，而且精神状态明显好转，为以后的治疗奠定了良好的基础。

在之后的病程中，患者的主要痛苦是癌瘤导致的胸、背部疼痛。针对此症状，除了在内服方药中，适时加入延胡索、蒲黄、五灵脂、炒白芍等止痛药外，一个重要举措是外用"乔氏癌瘤止痛酊"。当疼痛发作较为剧烈之时，即用药棉蘸取此酊剂，擦涂疼痛病灶的表皮之处，从其外而治其内，既有较好的止痛效果，又不干扰内环境，既快捷，又方便，是内病外治的良好举措。

本案治疗过程中，当服汤剂近2个月，取得初步疗效时，及时地将汤剂改为超微粉碎加工的细微粉剂，每日仅两小勺（10～15 g），一次性煎煮10～15分钟，每次饮服60～80 mL（仅几口而已），喝得又少，效果又好，花钱减少，省时简便，患者乐于接受，利于长期坚持。

4. 巨大型肺癌案

吴某，男，52岁，广东省阳江市渔民，2004年5月7日初诊。

患者有抽烟史30多年，慢性支气管炎史10多年，常年咳嗽，每受凉或天气寒冷季节加重。4个月前频繁咳嗽，黄色痰液中夹带红色血丝或血块，当地人民医院CT检查，发现双肺多发性占位灶，左肺肿块较大者121 mm×79 mm，右肺肿块较大者104 mm×63 mm，另有若干大小不一的较小肿块，经穿刺病理切片检查，确诊为双肺腺癌。经放、化疗治疗3个多月，胸部疼痛有所减轻，但CT复查显示肿瘤大小无明显变化，咳嗽症状未见好转，反见头发完全脱落，精神状态逐日恶化，遂邀余前往诊治。

刻诊：望其形体消瘦，面色萎黄，精神萎靡。自诉毫无食欲，伴恶心、腹胀、乏力、气短、胸部憋闷疼痛；痰色黄，质黏稠，痰中夹带血丝或血块；大便量少，溏而黏腻，排便不爽。舌质紫暗，舌体两边及中后部可见瘀血点，舌苔黄厚略腻；六脉沉细濡弱。

辨证分析：本虚标实为其基本病机。其本虚，主要责之于元气受损，脾肺两虚；其标实，表现为痰湿瘀阻，热毒内蕴，灼伤血络，肺失宣肃，胃气不降。

治宜补气养元，健脾益肺（培土生金），扶正以固本；化痰祛瘀，清热化湿，宣肺和胃，通降气机，凉血止血，软坚散结，解毒抗癌。

处方：生黄芪30 g，西洋参、白术、茯苓、桔梗、陈皮、半夏、杏仁、苏子各10 g，浙贝母、炙款冬花、猪苓、炒薏苡仁各15 g，瓜蒌、郁金、枇杷叶、砂仁、竹茹、焦三仙各9 g，三七粉、阿胶粉各5 g（冲服），仙鹤草、鱼腥草、白花蛇舌草各20 g，生姜3片，大枣5枚。每日1剂，水煎服。

2004年11月9日诊：上方为宗，间断服150余剂，痰量及痰中带血逐渐减少，咳嗽有所减轻，食欲增进，精神日渐好转。继宗上法、上方，间或加百合、蜂房、车前子、蒲公英、制百部、白茅根等，每日1剂，水煎服。

2005年3月5日诊：宗上法、上方，续服120余剂，诸症明显好转。鉴于正气渐复，再治，应逐步加大软坚消瘤、解毒抗癌、祛邪治标的力度，同时为省钱省事，应患者要求，改饮片煎剂为细微粉剂。

处方：生黄芪200 g，茯苓、猪苓各150 g，太子参、白术、百合、陈皮、半夏、胆南星、杏仁、苏子各70 g，浙贝母、生牡蛎、炙款冬花、炒薏苡仁各75 g，葶苈子、瓜蒌、郁金、蜂房、枇杷叶、砂仁、焦三仙各50 g，三七粉、阿胶粉各25 g，车前子、蒲公英、马齿苋、仙鹤草、鱼腥草、白花蛇舌草各100 g。按方中用量，一次性经超

乔振纲老中医治癌经验

微粉碎加工成细微粉剂，每日 10 ~ 15 g，加入 450 ~ 500 mL 凉水中，煮沸 10 ~ 20 分钟，分 2 次（上、下午各 1 次）饮服。3 个月为一个疗程。

如上法、上方，间断服药至 2007 年 10 月，诸症基本消失，其间还两次出海打鱼。之后因家庭经济严重困难，不得不中断治疗。

2008 年 7 月追访时得知，停药后体质逐渐下降。2008 年 3 月，因感冒引起肺部严重感染，使原基础病猝然加重，住院治疗中死于呼吸衰竭。

按：本案是临床中难得一见的典型案例。当我应邀前去会诊，想不到，也未见过其肺癌如此巨大。当时看到的 CT 片，两肺叶几乎被大大小小的癌灶充斥填满，又经放、化疗的折腾损伤，当时病况之严重可想而知。就是这样一个临床罕见的肺癌重症患者，没想到，也难以预料，经中医药慢慢调理，带瘤存活竟达 4 年之久！

细究本案疗效显著的因素，不外两个方面：其一，归究于病者本身的个体因素。患者是渔民，以打鱼为生，常年在海上与风浪搏斗，练就一副铁骨硬汉，其抵抗力、耐受力及生命力均强大无比（就因这个原因，肿瘤形成及增长期间，患者竟长期未有觉察，直到肿瘤发展为巨大时才发现），这个内因，取决了他战胜癌魔的坚定性和顽强性；其二，取决于中医治疗首先强调扶正固本，注重整体调理的思路，这一决策下的用药，更加增强了脏腑的功能，促使内在气血、阴阳的平衡和脏腑之间的协调，进一步激发、激活了细胞的活力和生命力，因而带瘤生存 4 年之久！

5. 左肺鳞状细胞癌案

江某，男，74 岁，河南省洛阳市瀍河区居民，2012 年 6 月 18 日初诊。

患者 6 月初出现咳嗽，痰中夹带血丝，6 月 11 日经 CT 检查发现左上肺不张并左侧胸水，经支气管镜及病理检查确诊为鳞状细胞癌，遂住进洛阳市某医院，经用化疗药物 3 天，出现严重毒副反应，患者拒之，要求中药治疗。

刻诊：乏力、神疲；咳嗽阵作，痰黄，夹带血丝；食欲不振，频繁恶心，甚则呕吐，因不能进食，多日未便。舌质淡红，苔黄略腻；脉沉无力。

辨证分析：证属脾肺气虚，痰热毒邪内蕴，宣肃失常，脾胃不和，胃气不降。当下以脾胃不和、胃气不降为标为急。

其治首当益气健脾，化痰除湿，和胃降逆，安抚中州。

处方：太子参 15 g，沙参 9 g，陈皮 13 g，半夏 9 g，茯苓 30 g，藿香 9 g，砂仁 9 g（后下），竹茹 9 g，白术 13 g，百合 10 g，焦三仙各 13 g，炙甘草 9 g。每日 1 剂，

水煎服。

2012 年 7 月 3 日诊：连服上方 15 剂，痰量减少，食欲渐复，饮食大增，精神明显好转，仍咳嗽，伴以胸痛。再治宜补益肺气，化痰除湿，清热解毒，软坚散结为主，兼健脾和胃。

处方：生黄芪 25 g，太子参 13 g，玄参 13 g，沙参 10 g，陈皮 13 g，半夏 9 g，浙贝母 15 g，蜂房 9 g，生牡蛎 15 g，薏苡仁 9 g，百合 9 g，白术 12 g，猪苓 30 g，鳖甲 15 g（先煎），焦三仙各 13 g，天花粉 9 g，山药 15 g，灵芝 9 g，砂仁 9 g（后下），白花蛇舌草 30 g，鱼腥草 15 g。每日 1 剂，水煎服。

2012 年 7 月 24 日诊：连服上方 20 剂，咳止、痰消、胸痛止，饮食复常，精神转佳。今日 CT 复查提示：①左肺上叶支气管显示不清，左肺上叶可见大片状实变影，符合左侧中心型肺癌伴左肺上叶不张表现。②左侧胸膜局限性增厚，左侧胸腔积液。③右肺上叶后端纤维化。与 6 月 11 日 CT 片比较，胸水明显减少，左肺不张明显改善。疗效既著，仍宗上方化裁。

处方：生黄芪 25 g，太子参 13 g，玄参 13 g，北沙参 13 g，陈皮 13 g，半夏 9 g，茯苓 30 g，百合 10 g，浙贝母 13 g，蜂房 9 g，生牡蛎 15 g（先煎），薏苡仁 9 g，白术 9 g，焦三仙各 13 g，猪苓 30 g，鳖甲 15 g（先煎），砂仁 9 g（后下），天花粉 9 g，白花蛇舌草 30 g，鱼腥草 15 g。每日 1 剂，水煎服。

2012 年 12 月 28 日诊：上方加减续服 130 余剂，病情基本稳定，近 10 余日左前胸时痛，稍咳，痰中有时带血，饮食尚可，大便稍溏。

处方：生黄芪 30 g，太子参 13 g，柴胡 9 g，黄芩 9 g，半夏 9 g，川芎 9 g，郁金 9 g，延胡索 15 g，枇杷叶 9 g，浙贝母 13 g，三七粉 5 g（冲服），蒲黄 7 g（另包），百合 10 g，白及 9 g，白术 12 g，山药 15 g，鳖甲 15 g（先煎），焦山楂 13 g，山慈姑 10 g，半枝莲 10 g，白花蛇舌草 30 g，生姜 3 片，大枣 7 枚。每日 1 剂，水煎服。

2013 年 1 月 11 日诊：上方连服 10 余剂，左前胸疼痛基本消失，咳嗽轻微，1 月 4 日 CT 复查示：两肺野透亮度增强，右肺上叶可见小片状密度增高影，边缘显示模糊；左肺上叶可见斑片样实变影，近肺门处似可见类圆形块影；左肺上叶支气管显示不清；上纵隔稍示左偏，未见肿大淋巴结影；胸腔未见积液。诊断：①两肺肺气肿。②右肺上叶炎性改变。③左肺上叶实变影，考虑肺不张。④近左肺门处似见类圆形块影，左肺上叶支气管显示不清，考虑占位不排除。根据以上症状和检查结果，重新拟方。

处方：生黄芪 30 g，太子参 13 g，白术 10 g，百合 10 g，玄参 13 g，浙贝母 10 g，生牡蛎 15 g，柴胡 9 g，黄芩 9 g，半夏 9 g，桔梗 9 g，鳖甲 15 g（先煎），猪苓 30 g，砂仁 9 g，薏苡仁 10 g，山药 15 g，鱼腥草 15 g，生姜 2 片，大枣 5 枚。每日 1 剂，水煎服。

2013 年 7 月 22 日诊：上方为宗，随证加减，间断续服 160 余剂，病情继续稳定，痰量明显减少，痰血及胸闷、胸痛均消失，咳嗽亦非常轻微，饮食正常，精神很好，患者连连称谢，望其精神和外表，与初诊相比简直判若两人，绝不像一个久患癌症的患者。再治仍宗前方续调。

处方：生黄芪 30 g，太子参 13 g，白术 10 g，百合 12 g，桔梗 9 g，浙贝母 13 g，生牡蛎 15 g，猪苓 30 g，薏苡仁 10 g，山药 15 g，车前子 15 g（包煎），陈皮 9 g，半夏 9 g，茯苓 30 g，砂仁 9 g，焦三仙各 13 g，半枝莲 9 g，白花蛇舌草 30 g，鱼腥草 10 g，生姜 3 片，大枣 5 枚。每日 1 剂，水煎服。

上方为宗，加减续服至 2014 年 3 月，患者咳嗽、胸痛皆消失，精神正常，可到处活动。

按：该案系经 CT 及支气管镜、病理切片检查确诊的肺癌患者。初诊时，乏力、神疲；咳嗽阵作，痰黄，夹带血丝；食欲不振，频繁恶心，甚则呕吐，因不能进食，多日未便。舌质淡红，苔黄略腻；脉沉无力。脉证合参，其病机为：脾肺气虚，痰热毒邪内蕴，宣肃失常，脾胃不和，胃气不降，腑气不通。而其消化道诸多症状（食欲不振，频繁恶心，甚则呕吐，因不能进食，多日未便），显系化疗毒副作用所致。从标本辨证角度分析，肺部癌瘤为"本"，化疗毒副作用所致的胃肠道症状为"标"，治疗谨遵"急则治其标"之训，暂置癌瘤于不顾，以调理脾胃、和胃降逆为急。方用香砂六君子与二陈汤融合化裁，其药性温和，避免苦寒，药量宜轻，宜甘宜润。如是，以轻柔之剂调养旬日，待中州得以安抚，脾气得健，胃气得和，中焦气机升降恢复正常，转而针对癌瘤，在扶正固本前提下，活瘀软坚，化痰祛湿，散结消瘤，解毒抗癌。可谓稳扎稳打，步步为营，明辨标本，区分急缓，整体调理，久病缓图，疗效卓著，不言而喻。

6. 肺癌并喉淋巴结转移案

牛某，男，61 岁，河南省济源市居民，2019 年 6 月 12 日诊。

患者 2018 年 9 月始，连续咳嗽近月余，当地医院 CT 检查，发现左肺癌（病灶大小约 6.3 cm×4.7 cm），因其癌灶紧挨食管，不敢轻易手术。2018 年 11 月曾于洛阳市某部队医院，先后放疗 30 次、化疗 6 次，咳嗽有所减轻。1 个月前 CT 复查，癌瘤瘤体大小约 5.2 cm×4.6 cm，较前稍有缩小，又发现喉部淋巴结肿大（大小约 0.7 cm×0.4 cm）及左侧锁骨上窝淋巴结肿（大小约 3.8 cm×2.5 cm）。

刻诊：乏力、神疲，声音嘶哑，咽部干痒，咳嗽阵作，痰黄黏稠，时而夹带鲜红色血丝，胸部憋闷，呼吸不畅，稍动即喘。望其面色微黄憔悴；舌质紫暗，舌苔黄腻；脉沉无力。

辨证分析：癌毒内蕴，暗耗气血阴津，复加放、化疗对机体的过度损伤，其正气虚损，抵抗力低下可想而知；其癌毒与内在痰热胶结，形成癌瘤，盘踞于肺，致使气机宣肃失常，胸气不展，咽窍不利，故诸症作矣。

治宜益气扶正，化痰清热，宣肺利咽，宽胸顺气，软坚散结，解毒抗癌。

处方：生黄芪 30 g，太子参 13 g，北沙参 13 g，百合 15 g，白术 10 g，茯苓 30 g，猪苓 30 g，浙贝母 13 g，生牡蛎 15 g（先煎），桔梗 9 g，陈皮 7 g，僵蚕 9 g，郁金 9 g，木蝴蝶 9 g，杏仁 9 g，全瓜蒌 9 g，鱼腥草 15 g，白花蛇舌草 15 g，夏枯草 15 g。每日 1 剂，水煎服；再将所剩药渣，煎煮 20 分钟，用毛巾蘸其药液，热敷喉部及锁骨上窝部。

2019 年 9 月 15 日诊：以上方为主，随证加减，间断服用 3 个月余，咳嗽基本消失，咽部干痒及音哑明显好转，胸部憋闷及呼吸不畅均明显减轻，乏力、精神疲倦均明显改善。下一步在扶正固本前提下，应集中药力针对肺癌病灶及喉部锁骨上窝肿大之淋巴结，治以益气扶正，健脾养胃，清肺宣肺，化痰活瘀，软坚散结，抗癌消瘤。服药剂型方面，应患者请求，改大包汤剂为细微粉剂。

处方：生黄芪 150 g，太子参 50 g，百合 100 g，白术 50 g，茯苓 150 g，猪苓 150 g，砂仁 35 g，焦三仙各 50 g，陈皮 35 g，浙贝母 75 g，生牡蛎 75 g，杏仁 50 g，全瓜蒌 50 g，郁金 50 g，蜂房 50 g，桔梗 50 g，僵蚕 50 g，蒲公英 75 g，马齿苋 75 g，鱼腥草 75 g，白花蛇舌草 10 g，白茅根 100 g。上药混装一起，先粗打为粉，再在电热烘干箱中烘干，最后经超微粉碎加工为细微粉剂。每日 10～15 g，一次性加入盛有 350～400 mL 凉水的小奶锅或电热壶中，煮沸 10～20 分钟，煮好的药液，分 2 次（上、下午各 1 次）饮服。

2020 年 1 月 16 日诊：连续服上药 4 个月，声音嘶哑已愈，咳嗽及胸部憋闷基本消失，咽喉较前清爽，饮食大增，神清气爽。CT 复查提示：左肺肿块大小约 3.5 cm×

2.8 cm；喉部淋巴结大小约 0.5 cm×0.2 cm，锁骨上窝淋巴结大小约 2.7 cm×1.4 cm。由此足以证明，前段治疗已经获得显著疗效，再治，仍以上法、上方为基础，加石斛 75 g、北沙参 50 g、黄精 50 g，加工成细微粉剂，服用方法同上。

2021 年 3 月 12 日诊：患者诸症皆失，已恢复正常活动，并能从事打扫庭院、整理家务等一些力所能及的体力劳动。疗效既佳，再治仍按上方、上法，加工成细微粉剂，服用方法同上。

按：综观本案治疗过程，可谓步步获效，月月有进展。疗效之所以能够既速且著，其原因可归结为：第一，发现肺癌后没有手术，未经"暴力"摧残，多次放、化疗虽然对正气有所损伤，但元气仍存，加之患者素体强健，性格开朗，其抵抗力、内在修复力较强，这是疗效得以实现的根本保证。第二，放、化疗虽有损伤正气的一面，但在该患者身上也显示出一定疗效，放、化疗后 CT 复查显示，癌灶毕竟有所缩小，说明放、化疗对癌瘤之"锐气"有极大挫伤，也为以后的疗效奠定了一定基础。由此而论，对放、化疗不能一概否定。我个人认为，不同的人，不同的体质，对放、化疗的敏感度、耐受度、接受度及治疗效应有很大差异，有的适合，有的不适合，有的有效果，有的无效果，有的甚至因放、化疗而被"折腾"得提前离世，对此我们医者要心中有数。第三，本案的确切疗效和成功，再次证明中医治癌必须坚持"扶正固本，整体调理""谨守病机，辨证施治""从长计议，稳中求效"的思路，这是完全正确的。

7. 肺腺癌合并骨转移案

刘某，男，49 岁，河南省三门峡市陕州区观音堂镇居民，2018 年 6 月 4 日初诊。

患者半年来，常咳嗽、咯血，伴胸肋疼痛，4 个月前于三门峡市某医院经 CT 检查，发现右肺多个肿块，并有胸水形成，经病理切片及免疫组化检测，确定为右肺腺癌；骨扫描检查，发现腰椎及部分胸肋骨转移，遂住院。经姑息性放疗 3 周余，咳嗽稍有减轻，但咯血反增多，腰及胸肋疼痛不减，其亲属推荐，转诊于我科，要求中医诊治。

刻诊：咳嗽阵作，咯吐黏痰，痰中夹带鲜红色血液或血丝；咽喉疼痛，发音略嘶哑；后腰背及胸肋疼痛，随咳嗽牵引而痛剧；胸闷、气短、乏力、神疲、纳呆、眠差，大便黏腻不爽。望其面色黧黑，晦暗无光；舌质可见瘀斑、瘀点，舌苔黄厚而腻；脉弦紧、滑数。

辨证分析：癌毒潜伏，与机体正气相搏日久，加之放疗耗津伤阴，正气受损，体质虚弱可知；痰、瘀、热、毒诸邪乘虚肆虐，胶结成形，盘踞于肺，阻碍呼吸，致宣肃失常，侵蚀于骨，脉络滞涩，致经气不通，故诸症作矣。本虚标实为其基本病机。

治疗原则：当以益气养元、健脾和胃、补肾壮骨、扶正固本为首要；在此前提下，宣肺止嗽，宽胸利咽，化痰活瘀，通络止痛，解毒抗癌，软坚消瘤，以针对、消除诸多标证。

（1）内服方药：生黄芪 30g，太子参 13g，丹参 13g，百合 15g，白术 10g，车前子 30g（包煎），葶苈子 9g，全瓜蒌 9g，桔梗 9g，陈皮 10g，半夏 9g，胆南星 9g，砂仁 7g（后下），焦三仙各 13g，杏仁 9g，苏子 10g，白芥子 9g，骨碎补 13g，透骨草 13g，枇杷叶 10g，全蝎 7g（鲜活者为佳，焙干，研粉冲服），制乳香 7g，制没药 7g，蒲公英 15g，半枝莲 10g，山慈姑 10g，鱼腥草 15g，仙鹤草 15g，白花蛇舌草 25g，赤小豆 15g，白茅根 30g。每日 1 剂，水煎服。

（2）外用方药（依乔氏癌瘤止痛酊化裁）：阿魏 15g，马前子 5g，延胡索 15g，川乌 7g，生南星 9g，生半夏 9g，蟾酥 1g，制乳香 15g，制没药 15g，枇杷叶 9g，栀子 9g，细辛 10g，白芷 13g，五灵脂 13g，血竭 7g，冰片 2g。以上 3 倍量，共为细末，分装于两瓶 50 度白酒中，密封浸泡 1 周后启封，当疼痛发作时，用棉签蘸取药液适量，涂搽疼痛部位。

2018 年 10 月 17 日诊： 上方为主，随证加减，连服 130 余剂，咳嗽及胸闷、气短均减轻，咯血渐止，饮食增加，腰部及胸肋疼痛明显好转，睡眠随之明显改善。再治仍以扶正固本为首要，同时宣肺止嗽，宽胸利咽，化痰活瘀，通络止痛，解毒抗癌，软坚消瘤。

处方：生黄芪 30g，太子参 13g，丹参 13g，玄参 13g，百合 15g，白术 10g，车前子 30g（包煎），浙贝母 13g，全瓜蒌 9g，桔梗 9g，陈皮 7g，姜半夏 9g，胆南星 9g，蜂房 9g，砂仁 7g（后下），焦三仙各 13g，杏仁 9g，苏子 10g，栀子 9g，骨碎补 13g，透骨草 13g，枇杷叶 10g，全蝎 7g（鲜活者为佳，焙干，研粉冲服），土鳖虫 5g，制乳香 7g，制没药 7g，蒲公英 15g，半枝莲 10g，山慈姑 10g，鱼腥草 15g，仙鹤草 15g，白花蛇舌草 25g，赤小豆 15g，白茅根 30g。每日 1 剂，水煎服。

外用酊剂同前。

2019 年 2 月 22 日诊： 经上法、上方治疗，咳嗽明显好转，痰中带血消失，腰部及胸肋疼痛明显减轻，饮食正常，睡眠及精神转佳。至此，前段治疗已获大捷，说明以上应对策略及所用方药基本正确。下一步治疗，应遵照前法、前方，根据病势趋好的现状，略做调整，再接再厉，乘势前进。为省钱省事，应患者要求，内服药改为

乔振纲老中医治癌经验

超微粉剂。

处方：生黄芪 150 g，太子参 75 g，丹参 50 g，玄参 50 g，百合 120 g，白术 50 g，茯苓 150 g，车前子 150 g，浙贝母 75 g，生牡蛎 75 g（先煎），陈皮 50 g，姜半夏 50 g，胆南星 50 g，蜂房 50 g，砂仁 35 g，焦三仙各 50 g，栀子 50 g，黄芩 50 g，骨碎补 50 g，透骨草 50 g，枇杷叶 75 g，延胡索 75 g，牡丹皮 50 g，蒲公英 100 g，马齿苋 75 g，半枝莲 50 g，山慈姑 50 g，鱼腥草 75 g，白花蛇舌草 100 g，赤小豆 100 g，白茅根 150 g。此方药物，先粗打为粉，再经电热烘干箱烘干，最后经超微粉碎加工成细微粉剂，每天 10～15 g，加水煎煮 10～15 分钟，分 2 次（上、下午各 1 次）饮服。

2019 年 5 月 20 日诊：经用上方、上法治疗，咳嗽明显好转，体力恢复，精神转佳，能吃能睡，每天能走上万步。腰部及胸肋疼痛完全消失，患者喜不自禁地说：中药治疗前，除频繁咳嗽外，主要痛苦是身体多处疼痛，每活动或体位变动，甚至咳嗽时均疼痛难忍，现在即使跳动亦无任何痛感，患者边说边做跳跃动作，以显示良好效果。中药治疗既已取得显效，方药不大更改，略做调整。

处方：生黄芪 150 g，太子参 75 g，百合 100 g，白术 50 g，茯苓 150 g，猪苓 150 g，车前子 150 g（包煎），玄参 50 g，浙贝母 75 g，生牡蛎 75 g（先煎），陈皮 50 g，姜半夏 50 g，胆南星 50 g，蜂房 50 g，砂仁 35 g（后下），焦三仙各 50 g，枸杞子 50 g，黄精 50 g，炒薏苡仁 50 g，枇杷叶 50 g，延胡索 75 g，蒲公英 100 g，马齿苋 75 g，郁金 50 g，小苏打 50 g，半枝莲 50 g，山慈姑 50 g，鱼腥草 75 g，白花蛇舌草 100 g，赤小豆 100 g，白茅根 150 g。此方按规定程序，加工成细微粉剂，服用方法同前。

上药间断服至 2020 年 2 月，因新型冠状病毒肺炎疫情，患者不能亲来就诊，打来电话告知病情：各种症状完全消失，当地三甲医院 CT 复查证实，肺部癌灶与初诊时相比，其中两个较小者已经消失，其较大者明显缩小；腰椎骨及胸肋骨受到破坏的骨质显示明显得到修复。要求继续服药，以求彻底治愈，遂按上方、上法，加工细微粉剂快递寄之。鉴于病情已经得到完全控制，建议减量服之。

至 2021 年 4 月 20 日，患者已恢复正常工作，现仍继续治疗之中。

按：该患者初诊时，其妻痛哭流涕地向医者请求："乔老先生，求您救救我的丈夫，他身体一向强壮，平时连感冒都很少得过，怎么就突然得了这个病呢？我们那里的西医说，他难以活过三个月，这是真的吗？大夫，您一定要救救他呀！"

该患者不仅肺内多发癌瘤，而且已经骨转移，病情重笃，预后严重不良，的确令人担忧。吾接诊后，冷静地分析病机：癌毒潜伏，与机体正气相搏日久，加之放疗耗津伤阴，正气受损，体质虚弱可知；痰、瘀、热、毒诸邪乘虚肆虐，胶结成形，盘踞于肺，阻碍呼吸，致宣肃失常，侵蚀于骨，脉络滞涩，致经气不通，故诸症作矣。本虚标实为其基本病机。确定治疗原则为：以益气养元、健脾和胃、补肾壮骨、扶正固本为首要；在此前提下，宣肺止嗽，宽胸利咽，化痰活瘀，通络止痛，解毒抗癌，软坚消瘤，以针对、消除诸多表证。依法缜密拟定内服方与外用方。如此理、法、方、药环环相扣，药切病机之肯綮，加之标本兼治，内外结合，故"首战告捷"，守法、守方，稳中求进，故疗效显著，患者欣喜有加，备受鼓舞。

该案之所以能最终取得诸多病痛全部解除，癌灶基本消失，患者生存状况良好，恢复正常工作的良好战果，除治疗中坚持"扶正固本""整体调理"的基本思路，恪守"明辨标本""辨证施治"的基本经验外，该患者平素体质强壮，性格开朗，尤其是罹患癌症后，"既来之，则安之"，满不在乎，始终保持乐观情绪，这也是决定成败的至关重要的因素。

8. 肺腺癌合并淋巴及椎体转移案

刘某，男，54岁，广东省中山市居民，2019年10月16日初诊。

患者嗜烟20余年，3个月前咳嗽不止，胸部憋闷疼痛，痰中夹带血丝，中山市某医院CT检查发现肺部右叶有一37 mm×27 mm的占位病灶，同时发现右肺门之淋巴结异常肿大；第12胸椎及第4腰椎椎体骨质异常，经穿刺病理检验和免疫标志物测定，确定为肺腺癌合并淋巴转移及椎体转移。经短暂放、化疗，咳嗽不减，胸痛反而加重，放化疗的其他副作用亦日益明显，患者难以承受其毒副作用，经他人介绍专程来洛阳，转诊于余。

刻诊：阵发性咳嗽，时而剧咳，痰中有血丝；前胸及后背憋闷疼痛，痛剧时撕心裂肺，难以忍受，加之思想压力较大，饮食不下，睡眠极差，致使精神萎靡，乏力、身疲。舌体胖大，苔黄厚略腻；脉沉细濡弱。

辨证分析：元气受损，脾肺两虚，痰、热、瘀、毒诸邪结聚，影响气机升降，致使肺失宣肃，胸气不展，肝失条达，脾胃不和，而诸症作矣。

治宜养元气，健脾气，宣肺气，疏肝气，和胃气，在对内在脏腑进行整体调理的同时，兼以清热解毒，化痰活瘀，通络止痛，软坚散结。

1. 内服药方：生黄芪 30 g，太子参 13 g，北沙参 10 g，玄参 13 g，百合 15 g，茯苓 30 g，陈皮 9 g，桔梗 9 g，砂仁 7 g（后下），焦三仙各 10 g，荆芥炭 10 g，生地黄炭 13 g，三七粉 3 g（冲服），炙款冬花 15 g，杏仁 9 g，苏子 10 g，浙贝母 13 g，全瓜蒌 9 g，郁金 10 g，川芎 9 g，蜂房 9 g，全蝎 7 g（焙干，研粉冲服），蒲公英 15 g，枇杷叶 10 g，白花蛇舌草 15 g，鱼腥草 15 g，仙鹤草 30 g，赤小豆 15 g，白茅根 30 g。20 剂，每日 1 剂，水煎服。

2. 外用药物：①用乔氏癌瘤止痛酊，每日涂擦前胸、后背之痛处。②用马齿苋、细辛、白芷等煎煮，用毛巾蘸取药液，热敷前、后胸之癌灶对应部位，每日 2～3 次。

2019 年 11 月 22 日：患者之子从中山市发来微信汇报其父病情："我父亲从您那里回来后，有很大的改善，睡眠质量提高了（可睡整个晚上），咳嗽及胸痛均有减轻，食欲有增，痰量减少，咯血亦止，体力渐有提升，精神状态恢复不错，感恩乔医生的大恩大德，下一步治疗是继续服汤剂，还是改为细微粉剂？"遂根据患者目前病况，调方如下。

处方：生黄芪 200 g，太子参 50 g，黄精 50 g，玄参 50 g，百合 75 g，茯苓 150 g，陈皮 35 g，桔梗 50 g，砂仁 35 g，焦三仙各 50 g，白术 100 g，猪苓 150 g，三七粉 25 g，炙款冬花 75 g，杏仁 50 g，苏子 50 g，浙贝母 75 g，生牡蛎 75 g，鳖甲 100 g，全瓜蒌 50 g，郁金 50 g，蜂房 50 g，全蝎 35 g，蒲公英 100 g，枇杷叶 50 g，马齿苋 50 g，白花蛇舌草 100 g，鱼腥草 100 g，赤小豆 100 g，白茅根 150 g。方中药物按既定工序，超微粉碎加工成细微粉剂，每日 10～15 g，一次性煎煮 10～15 分钟，分 2 次口服。

外用药剂同上。

2020 年 3 月 27 日诊：经上药、上法治疗 4 个月余，咳嗽及胸痛明显减轻，其他症状大部分消失，精神明显好转，体质增强，体力恢复，现每日除坚持煎药、服药并用马齿苋煎煮热敷病灶处外，其他时间，要么整理家务，要么在自家菜园子里种菜，忙得不亦乐乎。既获显效，治法和方药不宜更改，仍按上方配细微粉剂，外用药物及用法同上，继续治疗。

2020 年 7 月 24 日追访得知，经上治疗，各种症状基本消失，7 月 10 日突发急性阑尾炎并穿孔，经当地医院微创手术，取得成功，现已顺利康复，身体状态良好。目前，仍按既往药物及治法，信心满满地继续治疗中。追访至 2021 年 5 月 1 日，仍健在。

按：该患者初诊时，思想压力较大，精神状态极差。针对这一情况，我在开药之前，对其进行了一番体贴入微而又十分耐心的心理疏导：给他讲医学科学，尤其是中医学对癌症的新认识，治疗癌症的新成果、新进展，结合许多中医治疗癌症获得佳效的典型验案，给他讲癌症不可怕，可防也可治的道理；给他讲坚强意志和良好精神状态对治疗的重要性；特别是结合他本人情况进行了一番分析，"你从小在黑龙江长大，长期生活于严寒环境下的人，都有一副铮铮铁骨，抵抗力、免疫力乃至生命力都十分强大。你患病后虽正气有所受损，但元气仍存，这是你战胜癌症最宝贵的内在力量。加之移居广东后生意红火，家庭幸福，子女孝顺，这又是你战胜癌症的可靠保障。再加上我对你用心用意，一定使出我的看家本领对你认认真真地进行治疗，你还有什么担心呢？相信你一定会战胜癌魔，取得最后胜利！"这么一讲，患者的心情立马开朗，脸上露出笑容，言语也多了起来。

临床实践证明，患者的良好精神状态是战胜癌魔的至关重要的内在因素，一次（最好经常的）耐心的、体贴入微的心理疏导，胜过百剂验方良药！

【附】该患者 2020 年 8 月 15 日通过微信发来的感谢信：

我是广东中山市那个肺癌晚期患者，男，55 岁，感恩乔振纲教授给予两次生命。

第一次，2019 年 9 月经中山市某医院确诊为肺癌晚期，多处骨转移，医院建议化疗、免疫治疗，在对化疗没有任何了解的情况下，做了第一次化疗。结果加剧了病情的恶化，感觉整个人已经危在旦夕，所以放弃化疗，医院预判生命期限最多 3 个月。后来朋友帮忙推荐乔振纲教授，说是专治肿瘤疑难病的专家。10 月 16 日儿子陪我赶赴洛阳去找乔振纲教授，开始服用乔振纲教授调制的药物，精神状态、睡眠质量、生活质量、食欲都有明显的提升，又坚持服用乔振纲教授的中药 4 个多月，基本恢复正常人的状态。

第二次，到 2020 年 7 月，又患急性阑尾炎并穿孔，需要马上手术，否则有生命危险，因为有肺癌的基础病，给手术造成很大的风险和难度。在医院期间医生不允许服用中药，即停药。术后 3 个星期，身体开始出现胸口疼痛、腰部疼痛、气短的症状，感觉整个人又危在旦夕了。乔振纲教授根据病情重新配制药物，服用 10 天，身体、精神状态明显好转，疼痛消失，喘气也更顺畅了，又恢复了正常人的精神状态。从起初确诊至今已有近 1 年时间，经历了两次病魔的缠身。

感恩乔振纲教授给予我两次生命。全家人感谢您的救命之恩。

9. 肺癌合并胸膜及淋巴结转移案

周某，男，82岁，铁路分局退休职工，2019年12月16日初诊。

患者有吸烟史60余年，慢性支气管炎病史30余年。近两个月来因咳嗽较剧，到某三甲医院做CT检查，发现左侧胸膜下可见多发结节显影及肿块显影，其较大者约51 mm×27 mm。提示：①双肺炎性改变。②双肺多发结节。③左胸膜多发结节及肿块。④纵隔淋巴结肿大。⑤左侧胸腔积液。⑥双肺局限性肺气肿。因年逾八旬，不宜手术和放、化疗，西医专家建议转中医诊治。

刻诊：咳嗽频作，阵发性加剧，伴胸部憋闷；乏力、气短，下肢沉困，上二楼都感到困难；胸部闷痛，累及两胁；痰白质稀。舌暗红，苔白厚腻；脉象沉细。

辨证分析：正气虚馁，邪毒内蕴，痰浊与血瘀胶结成形，内阻于肺，致肺之宣发、肃降失职。

治在健脾和胃、培土生金、补气养元、扶正固本的同时，化痰活瘀，宣达肺气，健脾除湿，调畅气机，解毒抗癌，软坚消瘤，针对诸多标证。

处方：生黄芪30 g，太子参13 g，黄精10 g，百合30 g，茯苓30 g，猪苓30 g，车前子30 g（包煎），陈皮9 g，姜半夏9 g，桔梗9 g，瓜蒌9 g，浙贝母13 g，生牡蛎15 g（先煎），蜂房10 g，炒薏苡仁13 g，葶苈子9 g，杏仁9 g，苏子10 g，半枝莲9 g，白花蛇舌草15 g，鱼腥草15 g，炙甘草9 g。15剂，每日1剂，水煎服。

另嘱：每周3对蛤蚧，在粉碎机中粉碎为粗粉，分作7份，每天一份，加生姜3片，大枣5枚，煲汤口服。

2020年1月10日诊： 上方服至10剂，咳嗽明显减轻，乏力、气短及胸部闷痛均明显好转，下肢较前有力，行走较前轻松，食欲增加，睡眠改善。既获显效，"效不更方"，再治，仍遵上法，照原上方续服。

2020年4月13日诊： 经上治疗3个月余，咳嗽、胸痛、胁胀均消失，经CT复查证实：肿块显影46 mm×23 mm，较前略有缩小；胸腔积液消失；所见其他各项，较前均有不同程度改善。刻诊：因大便5日未解，腹胀且纳呆，头脑思维时觉不够清醒；舌质暗红，有紫斑，舌苔黄厚而腻；脉沉滑略数。根据刻下病情，重新拟方。

处方：生黄芪30 g，玄参13 g，百合15 g，生白术15 g，薏苡仁13 g，陈皮9 g，杏仁9 g，火麻仁10 g，当归13 g，枳实9 g（单包，若腹泻，次日不放），厚朴

13 g，葛根 30 g，浙贝母 13 g，郁金 9 g，瓜蒌仁 9 g，石菖蒲 13 g，砂仁 7 g（后下），焦三仙各 7 g，鱼腥草 15 g，白花蛇舌草 20 g，赤小豆 15 g，白茅根 30 g。每日 1 剂，水煎服。

鉴于大便数日未排，蛤蚧暂停服用。

2020 年 5 月 6 日：患者之子，专程登临我的诊室表示感谢，得知经上治疗，患者各种症状基本消失，精神大振，已能轻松登上五楼。患者本人及家人喜不自禁，对中医赞不绝口，感激之情溢于言表。

按：本案患者年逾八旬，如此高龄的患者，一般而言，内在脏腑功能衰弱，抵抗力、免疫力及内在修复力均下降，所以对此类患者，不宜施行手术、放疗、化疗等具有"摧残"性的"战争"手段。虽然宣称这些手段的目标，是针对"癌细胞"和"癌瘤"的，但哪有"战争"不伤及平民和无辜者的？老年人的体质根本经不起"战争"的"摧残"，若一意孤行，滥施"战争"攻伐，不仅耗费钱财，徒劳无益，而且还会导致提前死亡的恶果。从另一面讲，高龄癌症患者，其代谢水平普遍减缓，癌瘤的发展亦相对缓慢，这就为我们的治疗提供了相对充裕的机会。也就是说，只要不采用"摧残"性手段瞎折腾，我们抓住时机，恪守"扶正气，固根本"的基本理念，立足整体，针对症状，"有是证便用是药"，进行"辨证施治"的温和调理，不仅可以有效地减轻患者痛苦，而且完全有可能大大延长患者的存活时间。本案治疗的良好效果和结局，就是对以上观点和论述的最好诠释。

本案获效之所以既速且著，我认为和及早启用蛤蚧大有关系。蛤蚧，性平，味咸，有补肾壮阳、益精血、温肺止咳、定喘之功效，有"动物人参"之称，是扶正固本的圣药，常将其用于肺、肾两虚型的各种危急重症中，屡建奇功。用之于此，既能补益老人肾气亏虚之本，又能温肺止咳，治肺癌病情之"标"，"堪当大任"。

10. 肺癌术后复发转移案

吴某，男，76 岁，深圳市居民，2017 年 11 月 28 日初诊。

患者半年前在医院全身体检时，发现左肺阴影，有结节，6 月 6 日经广州医科大学 CT 并病理切片检查，确诊为左肺腺癌。当即行左肺切除术，术后院方建议化疗。患者同时伴冠心病史，惧怕化疗副作用，故而拒之。11 月 12 日于深圳某医院复查，发现右肺有一 2.6 cm×1.3 cm 的阴影。怀疑原癌灶复发转移。患者出于对中医的信任，慕名专程前来洛阳，转诊于余。

刻诊：乏力、身疲，肢体沉重，懒言声低，头昏、头蒙，咳嗽频作、咯吐黄色黏痰、痰中夹带血丝，胸闷、气短、心悸，纳呆、腹胀，大便溏而不爽。面色萎黄、憔悴；舌质紫暗，舌苔微黄厚腻；脉沉微、结代。

辨证分析：其基本病机为本虚标实。本虚，责之于心、脾、肺、肾诸脏俱虚；其标实，表现在痰湿与热毒胶结成形，盘踞于肺，阻滞气机，致胸气不展，运化失职，清气不升。

其治，首先注重养心气、健脾气、益肺气、补肾气；在强体治本的同时，化痰除湿，宽胸理气，宣肺止嗽，清热凉血，兼以解毒抗癌，针对诸多标证。予标本兼治之剂。

处方：生黄芪45 g，西洋参10 g，黄精10 g，百合15 g，白术13 g，陈皮9 g，胆南星7 g，姜半夏9 g，茯苓30 g，桔梗9 g，山药10 g，枸杞子10 g，砂仁7 g（后下），焦三仙各10 g，炙麻黄7 g，杏仁9 g，炙款冬花13 g，苏子10 g，葛根30 g，三七粉3 g（冲服），鱼腥草15 g，白花蛇舌草15 g，仙鹤草15 g，赤小豆15 g，白茅根30 g，生姜2 片，大枣5 枚。每日1 剂，水煎服。

2018 年1 月3 日诊： 连服上方30 余剂，咳嗽明显减轻，胸闷、气短亦减，咯痰明显减少，痰中血丝消失；食欲明显增强，食量显著增加，腹胀随之渐消；头昏、头蒙诸症明显减轻，精神明显好转。但睡眠欠佳，大便仍溏。既获佳效，再治仍遵以上原则，在方药中酌加安神助眠药，同时加大散结消瘤之品。应患者要求，改汤剂为细微粉剂。

处方：生黄芪200 g，西洋参50 g，黄精50 g，百合150 g，远志50 g，白术50 g，陈皮50 g，胆南星50 g，姜半夏50 g，茯苓150 g，桔梗50 g，山药50 g，枸杞子10 g，砂仁35 g，焦三仙各50 g，炙麻黄35 g，杏仁50 g，薏苡仁100 g，浙贝母100 g，生牡蛎100 g，炒酸枣仁100 g，合欢皮150 g，夜交藤150 g，鱼腥草75 g，白花蛇舌草100 g，浮小麦100 g，赤小豆100 g，白茅根100 g。

以上方为基础（其间随证加减），以细微粉剂为基本剂型（3 个月为一疗程），连续服用至2019 年10 月2 日，余应邀赴深圳参加学术演讲活动，借此机会，对该患者进行面诊。见其面色红润，两目炯炯有神；自诉咳嗽、痰中带血及腹胀、头昏、头蒙，均已完全消失，饮食恢复正常。现时有胸闷，少量黏痰，睡眠时好时坏，大便仍溏；舌苔微黄略腻，舌质紫暗。CT 复查提示：右肺可见一1.6 cm×0.8 cm 的阴影，与初诊时相比，有明显缩小。脉证合参，下一步治疗，宜益气补肺，养心安神，健脾滋肾；在扶正固本的同时，化痰活瘀，宽胸理气，解毒抗癌，软坚消瘤。

处方：生黄芪30 g，太子参13 g，百合15 g，远志13 g，白术13 g，茯苓30 g，陈皮9 g，清半夏10 g，浙贝母13 g，玄参13 g，丹参10 g，郁金9 g，全瓜蒌9 g，生牡蛎15 g，蜂房10 g，合欢皮30 g，白花蛇舌草15 g，鱼腥草15 g，浮小麦30 g，炙甘草9 g。每日1剂，水煎服。

上方连续服15剂，应患者请求，继续改为细微粉剂。坚持服用至2020年7月，诸症基本消失，CT复查提示：右肺阴影仅0.7 cm×0.3 cm，与初诊相比，已微不足道。

按：患者初诊时，肺癌术后不久，病情以"癌性疲乏"为主，其病机责之于心、脾、肺、肾诸脏俱虚。治用生黄芪、西洋参、茯苓等养心气，安神气；用白术、茯苓以健脾，砂仁、焦三仙以和胃；用山药、枸杞子以补肾；用百合、黄精等补肺。在强体治本的同时，化痰除湿，宽胸理气，宣肺止嗽，清热凉血，兼以解毒抗癌，祛邪以治标。如是，恪守"扶正固本""标本兼治"的基本理念和思路，经过2年的整体调理和稳步推进，最终使癌魔得到降伏，健康得以恢复。

2020年7月3日，患者之子通过微信报喜："服药2年多来，家父精神很好，吃饭方面也很好，现在咳嗽也很少，生活能自理，和平常人没有两样。在此感谢乔教授给了家父第二次生命！"

追访至2021年5月1日，仍健在。

11. 肺癌术后胸膈转移案

段某，女，河南省三门峡市陕州区观音堂镇居民，2016年4月7日初诊。

患者3年前发现左肺腺癌，2013年3月9日，于三门峡市某三甲医院行左肺切除术，术后经生活调养，体质逐渐恢复。3个月前CT复查时，发现右肺及胸膈转移，经化疗6次，头发严重脱落，白细胞下降明显，体质亦日渐虚弱，遂停止化疗，由他人推荐，特专程来洛阳，转诊于余。

刻诊：乏力、身疲、恶心、腹胀、不欲饮食，头晕、耳鸣，肢体困倦，胸闷、气短，时而干咳，咳嗽剧烈时咯吐黏痰并夹带鲜红色血丝，睡眠欠佳、噩梦纷扰，大便黏腻不爽。面色萎黄，暗淡无光；舌苔薄黄略腻，舌质暗红，舌边及中部可见瘀斑、瘀点；脉沉而滞。

辨证分析：正气受损，肺肾两虚，脾胃不和，血不养心，癌灶盘踞，阻碍气机，胸气不展，宣肃失常。

治宜培补元气，健脾和胃，润肺强肾，养心安神，扶正以固本，此为首诊治疗的首要目标；其次，宽胸气，宣肺气，清内热，凉血分，解毒抗癌，软坚消瘤，祛邪以治标。

处方：生黄芪30g，太子参13g，黄精10g，山药13g，枸杞子10g，当归10g，百合15g，远志13g，茯苓30g，陈皮7g，砂仁7g（后下），焦三仙各9g，桔梗9g，全瓜蒌9g，炙冬花13g，杏仁9g，苏子10g，生地黄13g，牡丹皮9g，浙贝母13g，鳖甲15g，合欢皮30g，白花蛇舌草15g，赤小豆15g，白茅根30g，大枣3枚。每日1剂，水煎服。

2016年7月9日诊：以上方为主，随证加减，连续服药至今，乏力、身疲、头晕、耳鸣及精神均觉好转，恶心、腹胀消失，咳嗽明显减轻，睡眠改善。现主要症状为前胸憋闷、疼痛，大便仍黏腻不爽；舌苔黄白相兼，舌质暗淡，仍有瘀斑、瘀点。根据病情变化调方如下。

处方：生黄芪30g，太子参13g，丹参13g，玄参10g，枸杞子10g，当归10g，百合15g，茯苓30g，陈皮7g，砂仁7g（后下），薏苡仁15g，焦三仙各9g，郁金10g，赤芍25g，全瓜蒌9g，蜂房9g，枳壳9g，炙款冬花13g，杏仁9g，苏子10g，厚朴13g，生、熟地黄各13g，牡丹皮9g，浙贝母13g，生牡蛎15g，白花蛇舌草15g，鱼腥草15g，赤小豆15g，白茅根30g，大枣3枚。每日1剂，水煎服。

2017年1月3日诊：上方为宗，根据病情变化酌情加减，间断服药160余剂，诸症基本消失。CT复查提示：右肺及胸腔转移之癌灶，其大小较前均明显缩小。患者喜不自禁，要求继续调理，以求彻底治愈。遂调方如下。

处方：生黄芪30g，太子参13g，丹参13g，玄参10g，北沙参10g，枸杞子10g，当归10g，百合15g，茯苓30g，陈皮7g，胆南星9g，砂仁7g（后下），薏苡仁15g，焦三仙各9g，郁金10g，赤芍25g，全瓜蒌9g，蜂房9g，杏仁9g，苏子10g，厚朴13g，生、熟地黄各13g，牡丹皮9g，浙贝母13g，生牡蛎15g，蒲公英15g，半枝莲10g，白花蛇舌草15g，鱼腥草15g，赤小豆15g，白茅根30g，生姜3片，大枣5枚。隔日服1剂。

2018年10月3日诊：上方为主，随证加减，间断服药至今，诸症基本消失，精神转佳，能从事家务劳动（在家带小孙子）。遂建议：仍按上方每月服10剂。

2019年5月6日诊：间断服上方至今，诸症完全消失，10天前CT复查提示：胸膈及右肺未见明显异常。至此，病告痊愈。

追访至2021年5月1日仍健康无恙。

按：肺癌的发病主要与正虚、痰热、癌毒、血瘀四方面密切相关，其中虚、痰、毒三者是病机之核心，所以其治疗应紧紧盯住和围绕补虚、化痰、解毒三个主要矛盾进行。

（1）补虚：正虚主要是肺虚，其次是脾肾亏虚。盖脾（五行属土）为生化之源、后天之本，与肺（五行属金）是母子相生关系，若脾气虚损，不但导致肺失濡养，而且痰湿内生，蕴阻于肺，使肺失宣肃，故有"脾为生痰之源""肺为贮痰之器"之说；而肾（五行属水）乃元气之根、先天之本，与肺（金）是子母相及关系，若肾气亏乏，必纳气失司，又因子盗母气，必然累及于肺，使肺气虚弱，进而影响肺的呼吸。可见要补肺虚，必须脾肾同补。

治疗肺癌，扶正固本最为重要，尤其要益气养阴，我开的处方几乎方方不离扶正之品，并依据辨证拟定不同治法，或直补肺气，或培土生金，或肺肾同补，或滋阴润肺，或气阴兼补，等等。补虚药物，常选生黄芪、人参（根据病情及经济情况，可酌选党参、太子参、西洋参等）、黄精、北沙参、麦冬、白术、山药、枸杞子、山茱萸、蛤蚧等。

（2）化痰：痰饮之邪，既是肺癌的病理产物，又是促使该病加重的病理因素。所以治疗肺癌运用化痰除饮法具有重要意义。化痰除饮不仅可以减轻症状，而且可使瘤体的生长得以延缓和控制，此即所谓"化痰散结"者是也。治疗中依据辨证，酌情采用清热化痰、益气化痰、养阴化痰、行瘀化痰、除湿化痰等；伴有胸腔、心包积液者，应采用化痰逐饮、泻肺逐饮等法。其常用药物有：陈皮、半夏、胆南星、瓜蒌仁、紫菀、制百部、杏仁、猪苓、浙贝母、郁金、石菖蒲、白芥子、葶苈子、山慈姑等。

（3）解毒：潜伏于体内的"邪毒"是引起癌症的根本原因，根据大量临床观察发现，其"邪毒"常与"热邪"胶结为患，表现为热毒肆虐，故治疗中必须选用强而有力的清热解毒药物，以达解毒抗癌之目的。常用药物有：黄芩、蒲公英、马齿苋、重楼、半枝莲、鱼腥草、白花蛇舌草等。

遵循以上思路，以证为凭，随证加减，坚持用药，终获显效。

12. 左肺门癌并肺内多发转移案

曲某，女，52岁，河南省洛阳市伊川县居民，2019年11月9日初诊。

患者今年9月初出现咯血，经当地医院CT检查，发现左肺有多个占位阴影，其中较大阴影位于左肺门处，约4.6 cm×3.2 cm，左肺叶不张，左胸腔积液，在抽取的胸腔积液中发现大量癌细胞，遂确诊为左肺门腺癌。经抽、放胸水两次，化疗两个疗程，咳嗽有所减轻，但白细胞急剧上升到 $18.74 \times 10^9/L$，头发亦在数日内掉光，故而停止化疗，转诊于余。

刻诊：咳嗽阵作、时而咯血、胸闷、气短、呼吸不畅，乏力、身疲，食欲不振、腹部撑胀，排便无力，黏腻不爽。面色黧黑晦暗；舌质暗红，舌边有紫斑、紫条，舌苔薄黄；脉沉无力。

辨证分析：脾肺两虚，正气不足，潜伏于体内的癌毒乘机捣乱，与痰、热、瘀诸邪胶结成形，盘踞于肺，致使肺失宣发，加之水湿停蓄于胸，更使肺失肃降，肺气上逆而为咳，胸气不展而胸闷、气短、呼吸不畅。热毒灼伤血络，故咯血。肺金宣降失常，一则影响脾土运化（所谓"子盗母气"），故食欲不振，腹部撑胀；二则影响肠腑传导（肺与大肠相表里），加之脾虚而内湿泛溢，故大便黏腻不爽。其乏力、身疲、脉沉无力，皆正气不足所致。

治宜益气补肺，健脾和胃，宣肺止嗽，宽胸理气，清热凉血，解毒抗癌，化痰活瘀，散结消瘤。

处方：生黄芪30 g，太子参13 g，百合15 g，白术10 g，茯苓30 g，陈皮7 g，桔梗9 g，全瓜蒌9 g，浙贝母13 g，砂仁7 g（后下），杏仁9 g，薏苡仁13 g，苏子10 g，蒲公英15 g，三七粉3 g（冲服），仙鹤草15 g，鱼腥草15 g，白花蛇舌草25 g，赤小豆15 g，白茅根30 g。每日1剂，水煎服。另，熊胆粉0.1 g/次，每日1次，温开水冲服。

2019年11月23日诊：连服上方14剂，咳嗽、胸闷、气短均减轻，饮食稍增，咯血渐失，精神亦有好转。现脘腹部撑胀，食后尤甚，排便黏腻不爽。治以上方为基础，稍做加减。应患者要求，改汤剂为细微粉剂。

处方：生黄芪150 g，太子参50 g，百合100 g，白术50 g，茯苓150 g，猪苓150 g，浙贝母75 g，蜂房50 g，鳖甲75 g，车前子150 g，泽泻100 g，葶苈子50 g，陈皮30 g，全瓜蒌50 g，砂仁35 g，薏苡仁75 g，焦三仙各50 g，赤芍100 g，醋郁金50 g，枇杷叶75 g，蒲公英75 g，马齿苋75 g，三七粉20 g，鱼腥草75 g，白花蛇舌草75 g，赤小豆100 g，白茅根75 g。依上方用量（一个疗程，3个月的药量），按既定程序，加工成细微粉剂。每天10～15 g，一次性加入350～400 mL凉水中，煎煮10～15分钟，其煎液分2次（上、下午各1次）口服。熊胆粉0.1 g/次，每日1次，冲服。

2020 年 6 月 6 日诊：以上方、上法为宗，连续治疗 2 个疗程，诸症皆失，CT 复查显示：左肺门之较大阴影由初诊时的 4.6 cm×3.2 cm，缩小至 2.4 cm×1.7 cm，左胸腔积液亦完全消失。患者能吃能睡，体重增加 3 kg，已恢复正常家务劳动。

追访至 2021 年 4 月 28 日，病情大有好转，体质转佳，现仍坚持进一步治疗中。

按：本案从我接诊后，在"扶正固本""标本兼治"的整体调理下，病情一天一个样，周周有好转，月月有进展，其疗效可谓确切而又显著。所以然者，究其原因主要可归纳为以下两个方面。

第一，患者来自洛阳市伊川县，我曾经连续 3 年到该县定期、定点坐诊，有庞大的患者群，被治愈的疑难病患者不计其数，其中癌症患者至少 50 多名，获效者良多，因此许多患者对我十分敬重和信赖。推荐并亲自引领该患者来我处求诊治的王某，当年患硬皮病就是被我治愈的。该患者之所以找我诊治，首先对我非常信任，充满治愈的希望，怀着坚定的信心，坚持治疗、配合治疗，因此获效卓然。

第二，本案治疗始终，除口服复方中药煎剂外，同时用熊胆粉（每日 0.1 g）口服，配合治疗。用熊胆粉治疗癌症，是我从广东一个退休老中医那里学来的。这个老中医退休后，开了一个专治癌症的门诊，每日就诊者络绎不绝。我通过多方了解，特别是经过与他本人的深入交谈，了解到他治疗癌症的诀窍是，每治必用熊胆粉，而且用量较大。结合熊胆粉的药物性能，该药味苦性寒，主要具有清热解毒、保肝利胆、溶石退黄之功，除此之外，据近年来的药理及临床研究，本品尚有解热镇痛、祛痰镇咳、抗疲劳、抗癌、抑制肿瘤细胞的作用。那么，本案疗效之所以显著，是否与治疗中配服熊胆粉的措施密切相关呢？值得进一步观察和深入探讨。

二、肝癌

1. 肝癌案

冯某，男，58 岁，广东省中山市农民，2001 年 11 月 18 日初诊。

患者素患乙肝 10 余年，近 3 个月肝区持续隐痛，且右肋缘下发现鹅卵大小之肿块，触之质硬，高低不平。当地镇医院 B 超查见：肝右后叶多个类圆形结节状回声，较大者约 137 mm×86 mm，较小者 51 mm×45 mm，肿块周边清晰，内部回声分布不均匀，大者显较强回声。彩色多普勒血流成像显示：肿块周边见斑点状彩色血流，肿块内见较丰富血管。超声提示：右肝多发性巨型占位性病变（肝癌）。广东省肿瘤医院 CT 查见，肝脏体积增大，边缘不整，肝右叶见大块状类圆形混杂密度阴影，边界大致清楚，大小约 149 mm×95 mm，CT 值 44 HU，其中可见坏死灶，右下叶亦见略小低密度块影；其余肝内不同部位见多个小低密度病灶。增强扫描见肿块强化，其内坏死灶无强化，肿块及肝内病灶较平扫显示更清。提示：肝右叶原发性多中心型巨块形肝癌伴肝内子病灶形成。检验报告：谷丙转氨酶（ALT）75.8 U/L，谷草转氨酶（AST）76.5 U/L，白球比 0.8。广东省肿瘤医院确诊为"巨大型肝癌晚期"，主诊医师告诉其家属，"病情重笃，预后不良，生命期限难以突破 4 个月"，建议手术并化疗，患者拒之，遂转求中医诊治。

诊见：右肋缘下可触及一鹅卵大小之肿块，质硬，表面高低不平；腹部柔软，叩之如鼓音；自觉乏力，低热，纳呆，脘腹撑胀，右胁持续隐痛，大便略干。形态消瘦，面色黧黑；舌质暗红，有瘀斑，舌苔黄厚；脉沉弦滑。

辨证分析：热毒内蕴，痰瘀结聚，肝失疏泄，腑气壅遏。

治宜益气扶正，疏肝理气，清热解毒，化痰活瘀，软坚散结，解毒抗癌。

处方：太子参 13 g，北沙参 13 g，柴胡 10 g，黄芩 10 g，陈皮 10 g，郁金 10 g，佛手 10 g，赤芍 15 g，薏苡仁 15 g，莪术 15 g，半枝莲 15 g，鳖甲 50 g（先煎），猪苓 50 g，沉香 6 g（冲服），海藻 30 g，溪黄草 30 g，白花蛇舌草 30 g，生姜 3 片，大枣 7 枚。每日 1 剂，水煎服。

2002 年 5 月 17 日诊：上方为宗，加减续服半年，腹胀消失，食欲增进，精神明显好转，其间曾恢复出海作业两次，均无明显不适。当地镇医院 B 超复查显示：肝右叶布满低回声包块。最大约 91 mm×63 mm，肝包膜不规整。B 超复查所见，肿块大小与首诊相比明显缩小，且诸症好转。患者对治疗更加充满信心，遂击鼓再进。

处方：生黄芪 45 g，玄参 15 g，赤芍 15 g，山慈姑 15 g，溪黄草 15 g，海藻 15 g，丹参 10 g，白术 10 g，薏苡仁 10 g，郁金 10 g，柴胡 10 g，佛手 10 g，穿山甲 9 g（研粉冲服），鳖甲 30 g（先煎），猪苓 30 g，白花蛇舌草 30 g，生姜 3 片，大枣 7 枚。每日 1 剂，水煎服。

2003 年 8 月 15 日诊：上方为宗，续服 400 余剂，肋缘下包块逐渐消失，面色红润。当地镇医院彩超复查，肝右叶之肿块较前明显缩小（最大 71 mm×64 mm）。其治疗仍宜益气健脾，扶正固本，化痰活瘀，软肝散结，抗癌消瘤。

处方：太子参 13 g，柴胡 9 g，当归 10 g，白术 10 g，猪苓 30 g，郁金 10 g，山楂 15 g，佛手 9 g，鳖甲 50 g，半枝莲 15 g，蜂房 10 g，鲜活全蝎 10 g（焙干，研粉

冲服），浙贝母 15 g，白花蛇舌草 30 g。成倍用量，经超微粉碎成极细末，装胶囊，每服 7 粒，每日 3 次。

坚持服上药至 2007 年一直很好，10 月某日因感冒发热住院，治疗中出现消化道大出血而亡。

按：该患者初诊时，经 B 超、CT 检查，发现"肝右叶原发性多中心型巨块形肝癌伴肝内子病灶形成"，广东省肿瘤医院确诊为"巨大型肝癌晚期"。这样一个预后"严重不良"，生命预期"难以突破 4 个月"的晚期肝癌患者，不手术，不化疗，一个心眼儿地把生命交付给中医，坚持中医药治疗，存活了 6 年之久，而且最后并非死于癌症，这不能不说是中医治疗癌症的又一奇迹！之所以创得这一奇迹，除疗程中坚持扶正固本、整体调理，"立足长远，守方缓图"的正确治疗方略外，另有三个重要的原因：其一，患者做船工数十年，辛勤吃苦，体力劳作，身板硬朗，意志坚强；其二，患者未经手术和放、化疗的折腾，正气（特别是元气）未受损；其三，患者一开始就对中医充满信心，治疗中始终情绪稳定，乐观应对，密切配合，加之儿女孝顺，家庭和睦，无忧无虑，具有一般人不具备的良好心态。以上三个因素，决定了该患者的抵抗力、免疫力乃至生命力均较旺盛，其内在的主观能动性，对于保证疗效，对于生命的延长，都起到了十分关键的、决定性的作用。正所谓："内因是变化的根据，外因是变化的条件。"

2. 肝癌术后复发案

刘某，男，57 岁，河南省洛阳市老城区居民，2008 年 5 月 4 日初诊。

2007 年 7 月发现肝癌，2008 年 2 月 20 日于第二军医大学（现海军军医大学）附属东方肝胆外科医院行微创射频并介入治疗，术后 2 个月到上海原手术医院复诊，经加强磁共振成像检查，发现在肝右叶下段原治疗灶旁及肝左叶外叶有多个结节，最大者 43 mm×37 mm，最小者 15 mm×12 mm；同时发现肝硬化、脾大，脾脏包膜下梗死灶，食管下段胃底静脉曲张。血液生化检验：甲胎蛋白（AFP）1 040 μg/L，ALT 47 U/L，AST 55 U/L，白球比 0.7；血常规：白细胞（WBC）2.44×10⁹/L，血红蛋白（Hb）105 g/L，血小板（PLT）23×10⁹/L。诊断为：①肝癌术后复发并肝内转移。②肝硬化并门静脉高压形成。根据检查结果否定再次手术的可能，予甲苯磺酸索拉非尼片等化疗药物，服用不足 1 周，全身出现疱疹，溃烂疼痛，不堪忍受，特转求中医诊治。

刻诊：乏力、神疲，纳呆、腹胀、厌油、恶心，肝区持续疼痛，周身疱疹疼痛，大便稀溏。查见：全身遍布疱疹，散在性分布，头部、四肢及足部尤多，多数溃烂、渗血、渗液；舌质紫暗，舌苔黄厚略腻；脉沉弦、滑、数。

辨证分析：正气虚馁，脾胃不和，肝郁气滞，瘀阻血络，热毒内蕴，外淫肌肤。

治疗：其一，外用药物，治宜清热燥湿，养血止血，敛疮止痛；其二，内服药物，治宜益气扶正，健脾和胃，疏肝理气，活瘀通络，兼以解毒抗癌，软坚消瘤。

外用处方：苦参、黄芩、黄连、栀子、大黄、海桐皮、白鲜皮、白芷、白及各10 g，制乳没各9 g，三七粉7 g。3倍量，超微粉碎成细微粉剂；香油500 g，加热至七成热，加入以上细微粉剂，同时加入硼砂10 g、冰片2 g，充分搅匀，装瓶待用。用时，先将疱疹疮面清洗、消毒干净，再用药棉蘸取该油剂适量，涂抹于疱疹创面之上，每2日更换一次。

内服处方：生黄芪25 g，太子参13 g，白术10 g，炒薏苡仁10 g，陈皮10 g，延胡索10 g，砂仁9 g（后下），郁金9 g，木香9 g（后下），焦三仙9 g，厚朴9 g，佛手9 g，鳖甲30 g（先煎），猪苓30 g，茯苓30 g，全蝎7 g（鲜活者为佳，焙干，研粉冲服），三七粉5 g（冲服），半枝莲13 g，白花蛇舌草25 g，大枣7枚。每日1剂，水煎服。

2008年6月7日诊：经上法治疗，周身疱疹痊愈，厌油、恶心及腹胀均消失，饮食大增，精神好转。现右胁时痛，口干口苦，伴腰痛，睡眠欠佳。舌质紫暗，舌苔黄厚而腻，脉沉弦略滞。治宜益气扶正，疏肝养肝，理气活瘀，交泰心肾，化痰祛湿，软坚散结，抗癌消瘤。

处方：生黄芪25 g，太子参12 g，玄参12 g，柴胡9 g，黄芩9 g，清半夏9 g，浙贝母15 g，百合15 g，生牡蛎15 g，茯苓30 g，猪苓30 g，鳖甲30 g（先煎），合欢皮30 g，夜交藤30 g，郁金10 g，川芎10 g，续断10 g，枸杞子10 g，白术10 g，薏苡仁10 g，灵芝10 g，远志10 g，半枝莲13 g，白花蛇舌草20 g。每日1剂，水煎服。

2012年10月8日诊：上方为宗，加减续服4年有余，体质增强，精神转佳，其间右胁疼痛时轻时重，饮食时好时坏，但在中药的治疗养护下，一直带瘤坚持工作，4年来从未因此住过院，其经营的生意也从未中断。近月来因生意事操劳，加之勉强房事，淫欲过度，出现腹水。刻诊：腹部稍显膨隆，撑胀不适，右胁持续隐痛，下肢中度浮肿，乏力、神疲，纳呆便溏，小便色黄不畅，舌质紫暗，舌苔黄厚略腻。磁共振成像检查，肝脏肿瘤较前稍有缩小（最大者39 mm×35 mm，最小者13 mm×11 mm）。生化检验：AFP 140 μg/L，白球比0.9，ALT 78 U/L，AST 89 U/L；血常规：

WBC $4.36 \times 10^9/L$，Hb 113 g/L，PLT $51 \times 10^9/L$。证属肝郁肾虚，脾胃不和，毒邪内蕴，水湿潴留。治宜益气扶正，疏肝滋肾，健脾和胃，温阳化气，利水逐饮，兼以软坚消瘤。

处方：炙黄芪30 g，高丽参9 g，茯苓、猪苓、车前子（包煎）、泽泻各30 g，枸杞子、赤小豆各15 g，山茱萸10 g，制附子（先煎）、桑白皮、大腹皮、生姜皮、砂仁（后下）各9 g，山楂、郁金、浙贝母各13 g，鳖甲、阿胶各7 g（均研细粉冲服），白术、白茅根各25 g。每日1剂，水煎服。

2012年12月1日诊：上方为宗，间或加入穿山甲、沉香、桂枝、陈皮等续服30余剂，腹水渐退，腹胀消失，饮食大增，肝区痛减。鉴于精神状态重新恢复，患者依仗自己拥有数千万的财力，不甘心于带瘤生存，忧心瘤体终究会酿成大祸，决意换肝治疗，意图"根治"。余只能婉言相劝，不可勉强阻拦。

据跟踪追访了解，春节过后，患者到郑州某大医院花费160余万元，做了换肝手术。换肝后，持续发热月余，纳呆、腹胀、浮肿，体质情况急剧下降，继之勉强存活3个月后逝于郑州。

按：本案为原发性肝癌，经微创射频及介入治疗不足3个月复发，化疗药物治疗不足1周出现严重毒副作用，遂转求于中医要求保守治疗。初诊时，针对化疗引起的诸多毒副作用，采用内、外兼治方略：外用清热燥湿、养血止血、敛疮止痛之药；内服益气扶正、健脾和胃、疏肝理气、活瘀通络，兼以解毒抗癌、软坚消瘤之剂，治疗仅月余，疮疹愈，腹胀消，食大增，神气复，可谓初战告捷。继之，治以扶正固本，强化脏腑功能（益气健脾，益胃和中，疏肝养肝，交泰心肾）为主，兼以祛邪（理气活瘀、化痰除湿、软肝散结、抗癌消瘤）治标。如是标本兼治，守法守方，从长计议，稳中求效，带瘤生存长达4年有余。其间，患者不但从未住过医院，而且坚持正常工作，从未中断自己经营的生意，这不能不说是带瘤生存的又一奇迹！遗憾的是，患者执意换肝治疗，本意是图根治，结果是事与愿违，酿成最后的悲剧！通过对本案的思索，我们应从中汲取怎样的教训呢？抛开专业的偏见，对于癌瘤的手术治疗，我们不能一律否定，一概排斥，但对于晚期肝癌患者，其手术治疗还是以慎重为好，尤其是换肝术更要慎之又慎，不可轻举妄动。

3. 巨大型肝癌案

梁某，男，45岁，广东省中山市阜沙镇农民，2011年7月25日初诊。

患者素有乙肝病史（大三阳）已 10 余年，但生活中仍不注意，经常饮酒。3 天前右上腹疼痛伴腹泻，到当地医院就诊，CT 增强扫描显示：肝脏体积增大，肝右叶见 2 个实性肿瘤，大小分别为 115 mm×105 mm、102 mm×94 mm，以肝动脉供血为主，中央可见坏死区，符合原发性肝癌；门脉右支见低密度癌栓；肝内胆管轻度扩张；肝外未见明显转移灶。血清化学发光检验报告：甲胎蛋白＞20 mg/L；癌胚抗原 8.40 μg/L。确诊为：肝部多发、巨大型肝癌。患者拒绝手术和化疗，特专程来洛阳求余诊治。

刻诊：右上腹持续性疼痛，阵发性加重，伴乏力、纳呆，腹泻，每日 3～7 次。舌质淡红，苔白腻润，脉沉无力。右上腹沿右肋下可触及条索状（约 10 cm×8 cm）硬物。

辨证分析：其病属肝癌无疑。眼下当以腹泻为标为急。

治宜益气健脾，除湿止泻为主，兼以疏肝理气止痛。

处方：太子参 13 g，白术 15 g，山药 13 g，猪苓 30 g，茯苓 30 g，车前子 30 g（包煎），焦山楂 13 g，枸杞子 10 g，葛根 30 g，鳖甲 15 g（先煎），郁金 9 g，佛手 9 g，炒白芍 30 g，生姜 3 片，大枣 5 枚。每日 1 剂，水煎服。

2011 年 7 月 27 日诊： 腹上方 2 剂泻止，食增，胁、腹疼痛减轻，精神亦好转。鉴于患者经济情况较为困难，劝其不必在洛阳久住，立即返回老家，坚持中药治疗。遂拟益气扶正、健脾和胃、疏肝理气、软肝散结、解毒抗癌之剂。

处方：太子参 13 g，柴胡 9 g，白术 25 g，赤芍 15 g，白芍 15 g，鳖甲 20 g（先煎），穿山甲 7 g（打粉冲服），猪苓 30 g，车前子 15 g（包煎），枸杞子 10 g，石见穿 9 g，郁金 9 g，佛手 9 g，焦三仙各 13 g，灵芝 10 g，炒薏苡仁 10 g，半枝莲 9 g，白花蛇舌草 30 g，生姜 2 片，大枣 5 枚。每日 1 剂，水煎服。

另嘱：坚决禁酒；不能生气；忌食油腻；多吃新鲜水果和蔬菜；保持精神轻松愉快至关重要。

2012 年 1 月 5 日诊： 上方为宗，加减续服 160 剂，胁肋疼痛已止，能吃能睡，精神转佳，右上腹触诊，原右肋下之硬物未能触及。1 月 3 日中山市阜沙医院彩超检查见：肝稍增大，形态正常，表面不光滑，实质弥漫增粗，肝内血管走行变窄、扭曲，肝内可见多个无包膜的中等回声团，最大为 85 mm×75 mm，边界不规则，内回声不均匀。门脉主干内径约 12 mm，内可见一中等回声团，大小约 12 mm×6 mm。超声提示：肝内多发实性占位；肝实质改变；门脉内栓子。以上检查说明肝内癌瘤已明显缩小。既获显效，患者对中药治疗充满信心，表示一定再接再厉，坚持下去。

处方：生黄芪 15 g，太子参 13 g，柴胡 9 g，白术 15 g，猪苓 30 g，郁金 10 g，佛手 9 g，鳖甲 15 g（先煎），穿山甲 7 g（打粉冲服），焦三仙各 13 g，薏苡仁 10 g，枸杞子 10 g，浙贝母 13 g，灵芝 10 g，半枝莲 9 g，白花蛇舌草 30 g，白茅根 30 g，生姜 2 片，大枣 5 枚。每日 1 剂，水煎服。

2012 年 8 月 20 日诊：上方为主，加减续服近 200 剂，病情一直稳定，已恢复正常工作，近因生气，诱发肝区疼痛发作，伴纳差、腹胀、便溏。当地医院 B 超检查见：肝形态失常，表面欠光滑，光点增粗增强，肝右叶内可探及多个大小不一高回声区，最大者 95 mm×85 mm，内部回声不均。超声提示：①肝内多发实性占位。②腹腔少量积液。③胆、胰、脾、双肾、输尿管、膀胱未见异常。治宜疏肝软肝、理气止痛为主，兼以健脾和胃，解毒抗癌。

乔振纲老中医治癌经验

处方：柴胡 9 g，川芎 9 g，赤芍 30 g，白芍 30 g，郁金 9 g，延胡索 15 g，鳖甲 15 g（先煎），穿山甲 7 g（研粉冲服），枇杷叶 9 g，浙贝母 15 g，猪苓 30 g，山慈姑 10 g，薏苡仁 10 g，白术 15 g，砂仁 9 g，焦三仙各 13 g，蒲黄 7 g（包煎），制乳香 7 g，制没药 7 g，白花蛇舌草 20 g，炙甘草 9 g，大枣 5 枚。每日 1 剂，水煎服。

2014 年 5 月 2 日追访时得知：宗上方随证加减间断续服 180 余剂，肝区疼痛显减，饮食增加，腹水明显减少，病情一度稳定。3 个月前（春节期间）因贪吃油炸食品，加之饮酒过量，致使腹水陡然猛增，形成蛙式臌胀。2 月 13 日住当地镇医院，经输液、抗菌治疗，咳嗽、发热得到控制，但腹水日益加剧，经用大剂量利尿剂（呋塞米用至每日 80 mg），初三日尿量较大，继用无效，2 月 19 日肝昏迷，当晚离世。

按：本案系经 CT 多次检查证实的"肝部多发、巨大型肝癌"。在"扶正固本，整体调理""见肝之病，当先实脾""区分标本缓急，急则治其标，缓则治其本"理念的指导下，分期施治，随证加减，轻剂缓图，稳步推进，带瘤生存长达 2 年有余，不敢妄称奇迹，至少说疗效卓著，已取得相当成功。

广东人平素吃鱼吃肉较多，改革开放后，喝酒嗜酒的人也很多，而这两者，皆肝病患者之大忌。鉴于此，在其就诊初期的医嘱中，我就曾一再告诫："坚决禁酒""忌食油腻"，患者遵从医嘱，2 年内未吃肉，不沾酒。对于患者来说，能完全做到这些是非常艰难的，坚持到 2014 年春节，他忍不住了，"既然不吃肉，那就吃些油炸食品吧""平素戒酒了，过节总要喝点吧"，于是他就犯戒了，接着就出现腹水，接着……这一前功尽弃的教训，再次警示我们，不仅要正确治疗，而且要遵从医嘱，要强调和重视生活调理。

4. 肝癌案

周某，男，42岁，广东省中山市居民，2014年4月6日初诊。

患者自2004年始患慢性乙肝，但不听劝阻，从未戒酒，每日必饮。2013年12月30日B超检查时发现肝脏右叶有占位病变，又经CT检查确认肝的右叶下段有一52 mm×38 mm大小的结节，被确诊为肝癌。4月3日血液检验：AFP 826 μg/L，ALT 218 U/L，AST 112 U/L；两对半为大三阳；HBV-DNA $3.17×10^7$。曾经短暂化疗，因出现较强副作用而停止，继而转求中医诊治。

刻诊：自觉乏力、神疲，纳差、厌油、恶心、腹胀，右胁持续隐痛，阵发性加重，甚时放射至右后肩背，大便稀溏。查见：面色黧黑憔悴；舌质紫暗，苔黄厚略腻；脉沉弦细数。

辨证分析：酒毒与乙肝病毒内蕴，耗阴伤气，损及肝胃，致抗力低下，内潜之癌毒失于管束，乘机肆虐，复经化疗药物之毒对内在脏腑及气血、阴阳的进一步损伤，遂诸症蜂起。

治疗应在健脾和胃、疏肝养肝、扶正固本的同时，以清热解毒、利湿排毒为急、为要。

处方：生黄芪30 g，太子参13 g，柴胡9 g，黄芩10 g，姜半夏9 g，郁金9 g，佛手9 g，陈皮9 g，砂仁7 g（后下），猪苓30 g，薏苡仁13 g，当归10 g，白芍25 g，茯苓30 g，车前子30 g（包煎），白术13 g，蒲公英13 g，炙甘草9 g，赤小豆15 g，白茅根30 g，生姜3片，大枣5枚。每日1剂，水煎服。

2014年8月7日诊：宗上方为基础，随证加减，续服百余剂，厌油、恶心、腹胀均消失，饮食增进，右胁疼痛明显减轻，精神明显好转，大便渐而成形。目前状况说明，首诊健脾和胃、疏肝养肝、扶正固本的同时，兼以清热解毒、利湿排毒为急、为要的治疗策略已经取得阶段性效果，预期目标基本实现。鉴于酒毒及化疗药物之毒基本肃清，下部治疗的策略应调整为：在益气扶正、健脾和胃、疏肝养肝的前提下，理气活瘀、软坚散结、解毒抗癌。

处方：生黄芪30 g，太子参13 g，柴胡9 g，白术10 g，当归10 g，枸杞子10 g，陈皮7 g，砂仁7 g（后下），郁金9 g，佛手9 g，赤芍25 g，白芍25 g，三七粉3 g（冲服），猪苓30 g，车前子30 g（包煎），浙贝母13 g，鳖甲13 g（先煎），薏苡仁13 g，蒲公英15 g，马齿苋15 g，白花蛇舌草20 g，赤小豆15 g，白茅根30 g，生姜2片，大枣5枚。每日1剂，水煎服。

2015年3月6日诊：以上方为主，随证加减，续服百余剂，血液检验复查：AFP 8 μg/L，ALT 49 U/L，AST 32 U/L；HBV-DNA 2.18×10⁴。CT复查：肝右叶下段的肿块大小47 mm×41 mm。诸症基本消失，能吃能睡，精神状态良好，患者返回原单位，可从事半休性工作。说明第二阶段治疗在首战大捷的基础上，不仅进一步稳定了病情，而且使肝功能有所恢复，整体状况明显改善。既获显效，再治仍以上方为基础，略做调整。为省钱省事，利于坚持，应患者请求，将汤剂改为细微粉剂。

处方：生黄芪150 g，太子参75 g，柴胡35 g，白术60 g，当归60 g，枸杞子60 g，陈皮35 g，砂仁35 g，郁金50 g，佛手50 g，焦三仙各50 g，赤芍100 g，白芍100 g，三七粉25 g，猪苓150 g，车前子150 g，浙贝母100 g，鳖甲100 g，薏苡仁100 g，茵陈75 g，蒲公英75 g，马齿苋75 g，白花蛇舌草150 g，赤小豆100 g，白茅根100 g。诸药混合超微粉碎加工成极细末，此为3个月疗程量。每日10～15 g，一次性加入盛350～450 mL凉水的小奶锅中，用小火煎煮10～20分钟，其煎液分2次（上、下午各1次）饮服。

2018年2月8日诊：遵上法、上方，连续服药至今，诸症皆失，带瘤生存突破3年余，其间尚能从事力所能及的工作。2月5日复查：两对半由大三阳变为小三阳，HBV-DNA 1.24×10²，AFP 12 μg/L，ALT 52 U/L，AST 28 U/L。CT复查：肝右叶下段的肿块大小52 mm×32 mm。治疗至此，患者萌生一个新的念头：趁身体状况许可，决定肝移植即换肝，今日通过电话征求我的意见，我表示同意。

追访得知：2018年3月28日，该患者在中山市某三甲医院行换肝术，获得成功，术后间断服我中药调理至今，健康如常。追访至2021年5月1日，仍健在。

按：该案治疗全程可分为四个阶段：2014年4月6日至2014年8月7日为第一阶段。此期初始的基本病况是：酒毒内蕴，加之侵袭日久的乙肝病毒处于活跃增殖期，对肝功能损害相当严重，正气严重受损，抵抗力异常低下；化疗药物的毒副作用对内脏及气血阴阳造成一定损害，潜藏于体内的癌毒被激活，癌组织无序增长，可谓集诸毒于一身，病邪亢盛，肆虐于内，故本虚标实为其基本病机。其治疗必须在益气健脾、养肝和胃的前提下，以清热解毒、利湿排毒、扶正抗毒为急、为要，方中以参苓白术散健脾和胃，以小柴胡汤合逍遥散配郁金、佛手等清肝、疏肝、柔肝、养肝；重用生黄芪，配以太子参益气扶正以抗毒；用五苓散配以薏苡仁、赤小豆等促使气化，利尿祛湿以排毒；用蒲公英与柴胡、黄芩、白茅根等清热解毒。如是治标为主，标而本之，药症相符，直切肯綮，故"首战告捷"，预期治疗之目标如愿实现。

乔振纲老中医治癌经验

2014年8月7日至2015年3月6日为第二阶段，在一系列标证得以消除，精神明显好转的形势下，其治疗目标及时调整为：在益气扶正、健脾和胃、疏肝养肝的前提下，逐步加大理气活瘀、软坚散结、解毒抗癌的力度，首方基础上，酌加三七粉、鳖甲、马齿苋、白花蛇舌草等，又连续服用百余剂，不仅进一步稳定了病情，而且使肝功能有所恢复，整体状况明显改善。

2015年3月6日至2018年2月8日为第三阶段，从"用药如兵"的角度来分析，此阶段可说是"由战略相持进入战略反攻"阶段。治疗策略，在恪守"扶正固本，整体调理"基本理念的同时，进一步加大软坚散结、解毒抗癌的力度。同时，从长计议，为利于长期"抗战"，从省钱省事着想，及时将汤剂改为细微粉剂。坚持服药近3年，大三阳变为小三阳；HBV-DNA完全恢复正常；肝癌病灶未见明显增大；整体状况全面改善，抵抗力及生命力大大增强，这就为后来换肝术的成功奠定了坚实的基础。

2018年3月28日后为第四阶段：适时并成功地进行肝移植手术，术后仍坚持中药调养，保证了疾病的彻底痊愈，患者健康生活至今。

5. 食管癌术后肝转移案

张某，男，62岁，河南省三门峡市陕州区观音堂镇小学教师，2018年11月7日诊。

患者2002年4月曾患食管癌，当月于县医院手术治疗，术后经中医药调理数年，病情日趋稳定，体质恢复良好。3个月前因生气，致右胁疼痛，2018年10月12日医院检查，发现肝脏右叶占位，肿块大小约3.0 cm×3.4 cm，经肝穿刺病理检测，确诊为转移性肝癌，患者拒绝手术和化疗，转求中医诊治。

刻诊：乏力、纳差、腹胀、厌油、恶心，右胁及右上腹部持续疼痛，时轻时重，大便溏。查见：面色黧黑、瘦削、憔悴；舌质暗红，有瘀斑、瘀点，舌苔黄厚略腻；脉沉细弦。

辨证分析：患者曾患食管癌，虽经手术治疗，仍有癌毒潜伏。当情志不调，肝郁气滞之时，乘机作乱，与痰、瘀胶结，形成癌瘤，盘踞于肝，阻碍肝气疏泄，影响脾胃升降，阻滞气血运行，故诸症作矣。

治当益气扶正，疏肝养肝，健脾和胃，理气活瘀，软坚散结，解毒抗癌。

处方：生黄芪25 g，太子参13 g，柴胡9 g，黄芩10 g，姜半夏9 g，玄参13 g，浙贝母13 g，三七粉3 g（冲服），鳖甲15 g，郁金9 g，青皮9 g，陈皮9 g，猪苓

30 g，薏苡仁 13 g，藿香 9 g，砂仁 7 g（后下），焦三仙各 10 g，蒲公英 15 g，白花蛇舌草 20 g，赤小豆 15 g，白茅根 30 g，生姜 2 片，大枣 3 枚。每日 1 剂，水煎服。

2019 年 3 月 9 日诊：以上方为基础随证加减，连服 4 个月，乏力改善，饮食增加，腹胀、恶心均好转，右胁疼痛稍有减轻，大便仍溏。说明方切病机，药症相符，再治，仍遵上方，稍加调整。去蒲公英、黄芩，加山药 10 g、枸杞子 10 g、延胡索 13 g、大枣 7 枚。每日 1 剂，水煎服。

宗上方，随证加减，间或加当归、川芎、熟地黄以养血，或加山茱萸、肉苁蓉、补骨脂以补肾，或加麦冬、石斛以养阴，连续服药 1 年半，病情稳定，诸症皆失，面色较前红润且有光泽，体质及精神基本恢复正常，可四处活动。

2020 年 5 月 18 日：患者电话报喜，10 天前 CT 复查提示：肝脏右叶肿块大小约 2.0 cm×2.3 cm。证实瘤体较前明显缩小。话语中他喜不自禁，连连道谢，对彻底治愈充满信心。

至 2021 年 4 月 26 日，仍在坚持治疗中。

按：本案之成功，总结其基本经验主要有以下几点。

第一，正确把握病机。肝癌的基本病机为：本虚标实，其本虚主要责之于肝、脾、肾不足；其标实主要表现为热毒内蕴、痰瘀互结、癌灶阻滞等方面。针对病机，治疗原则应扶正祛邪，扶正以养肝、健脾、补肾为重；祛邪以疏肝理气、清热解毒、化痰活瘀、软坚消瘤为主。在扶正固本前提下，辨证施治，祛邪治标，整体调理，久病缓图，方能步步获效。

第二，治疗肝癌，应重视"疏肝"。肝以"疏"为健，疏肝以理气，只有肝气条达，气机才能调畅，中焦脾胃之气机升降才能正常，周身血液才得以畅行流通，所以"疏肝"治法应贯穿治疗始终。

第三，"活血化瘀"法，虽然在治疗肝癌中经常应用，但要考虑利与弊。要做到活血而不破血，化瘀谨防出血。

第四，该患者对"乔氏中医"非常信赖。他 30 多岁时患严重心脏病，经我父亲（著名老中医乔保钧老先生）治疗一度治愈。2002 年他患食管癌，术后出现很多后遗症，又经我父亲精心调理，使身体状况全面好转，体质明显增强。2014 年（我父亲离世）后，该患者心脏病复发，又经我治疗而愈。所以他对我们"乔氏中医"笃信不疑，这种高度信任感，使他对疾病的治疗充满信心，并一心一意地配合医嘱，坚持治疗，这样的精神状态和意志、意念，也是促使疾病获得疗效并终获痊愈的重要因素。

三、胃癌

1. 胃幽门癌（合并肺、肝转移）案

张某，男，93岁，河南省信阳市某干休所退休老军人（是当年上甘岭战役中的战斗英雄）。2019年6月21日我受组织委派专程到信阳市为老英雄张计发同志诊病。在赶赴医院的途中，我向有关人员详细询问、了解老英雄的病史、病情：由于严酷的战争环境，长期的营养不良，老英雄抗美援朝战争归来便积劳成疾，先后患过胃贲门炎、十二指肠溃疡、肝硬化合并肝腹水、前列腺癌等多种疾病。随着生活条件的日益改善和中西医的积极治疗，尤其是他本人的乐观和坚毅，通过数十年同病魔的顽强抗争，这些疾病都被他一一征服了。但一波未平，一波又起。2019年5月，大便出现下血，经检查被确诊为胃幽门癌并发现肝、肺转移。其女儿拿着检查单据立即奔赴北京到医学权威机构咨询，中国中医科学院的老教授认真查看资料，仔细了解病情后答复曰，鉴于年岁已高，而且已经多处转移，不能放、化疗，更不能做手术，建议中医药治疗、调理。

刻诊：乏力、神疲，腹部撑胀、纳呆、恶心，大便不畅且便中带血；对其胸、腹部进行触诊，触及腹部膨隆，敲之呈鼓音。查见：面色萎黄、枯槁；舌质紫暗，苔黄厚、乏津；脉沉细濡弱。

辨证分析：癌毒内蕴日久，损伤正气，故乏力、神疲；加之癌瘤成形，盘踞胃之幽门，阻碍胃气升降，侵蚀胃腑血络，故腹部撑胀、纳呆、恶心、大便带血。本虚标实为其基本病机。

治疗应养元气、健脾气、调胃气，以扶正固本为首要，在此前提下清热解毒、通腑降浊、化痰散结、凉血止血，针对诸多标证，予标本兼治之剂。

处方：生黄芪30g，西洋参10g，白术10g，茯苓30g，浙贝母13g，陈皮7g，砂仁7g（后下），石斛15g，鸡内金13g，阿胶粉5g（冲服），三七粉3g（冲服），莪术10g，薏苡仁13g，荆芥炭9g，生地黄炭13g，仙鹤草15g，白花蛇舌草15g，大枣5枚。每日1剂，水煎服。

同时对其家属反复强调精神调养、生活调养的重要性，饮食方面必须流质为主，少吃多餐；每次服药量，不要多于50 mL（几口即可），每天总量300 mL，可分6次喝完。交代完养护的注意事项，为了减轻家属的思想压力，我对他们说："老英雄的病虽然很重，但元气只是受损并未衰败，心功能也较强健，加之他乐观、坚毅，

我们尚有充分机会对其施治，第一个目标，争取突破'十一'（即十月一日）！"

遵循以上治疗原则和方法，服药 10 天后，其家属电话报喜，治疗初见成效：恶心减轻，饮食增加，腹胀及大便带血消失，精神好转。再治仍以首诊处方为基础，加麦芽 10 g、神曲 10 g、当归 13 g，继续服药，击鼓再进。

坚持服药 4 个月后，10 月 20 日，电话又传捷报，其家属报告：患者病情全面好转，要求转入第二阶段的治疗。

2019 年 10 月 27 日，我再次应邀来到信阳。只见老英雄精神焕发，性格开朗，情况比我估计得要好。他紧紧拉着我的手，兴高采烈地说："感谢你的治疗，我现在能吃、能喝、能睡，耳不聋，眼不花，我每天推着轮椅绕着院子走四百米，为防止下肢肌肉萎缩，我还练倒走，我每天还读书看报。"又说"我还能唱歌"，说着说着，就唱起了当年的《志愿军战歌》，声音洪亮，咬字清楚，一边唱，一边用手打拍子。此情此景，谁能相信眼前的老人竟是年过九旬的癌症患者？当再次为老人检查时，其脉搏较前有力，腹部较首诊时变得柔软，未触及任何肿块，敲之不胀；面色较前红润，舌质暗红，舌苔薄黄。磁共振成像检查亦证实，胃幽门癌病灶不但没有增大，反而有所缩小，肝、肺部癌灶均有缩小。这一结果说明，第一阶段的治疗已经取得初步的效果。再治在坚持"扶正固本，整体调理"基本思路的前提下，应乘胜而为，逐步加大解毒抗癌、软坚消瘤的力度。

处方：生黄芪 30 g，西洋参 10 g，白术 10 g，柴胡 7 g，黄芩 9 g，姜半夏 9 g，浙贝母 13 g，鳖甲 15 g（先煎），莪术 10 g，猪苓 30 g，薏苡仁 13 g，蒲公英 15 g，马齿苋 13 g，枳实 5 g，杏仁 9 g，肉苁蓉 15 g，白花蛇舌草 20 g，大枣 5 枚。每日 1 剂，水煎服。

2020 年 1 月 8 日诊：依上方连服 2 个月余，诸症继续减轻，精神明显转佳，在体力、抵抗力明显增强的前提下，西医在胃幽门部安了一个支架，通过物理手段，进一步解决因癌灶盘踞致幽门堵塞问题。针对以上病情，方药略做调整。

处方：生黄芪 30 g，西洋参 10 g，白术 10 g，柴胡 7 g，黄芩 9 g，姜半夏 9 g，浙贝母 13 g，鳖甲 15 g（先煎），丹参 10 g，三七粉 3 g（冲服），莪术 10 g，猪苓 30 g，薏苡仁 13 g，郁金 9 g，佛手 9 g，八月札 9 g，蒲公英 15 g，枳实 5 g，杏仁 9 g，厚朴 9 g，白花蛇舌草 20 g，大枣 5 枚。每日 1 剂，水煎服。

2020 年 2 月 16 日：患者家属电话告知，老人各种症状基本消失，现能吃、能睡、能说、能唱，甚至能外出散步。其家属信心满满地说，按目前情况，坚持到今年

"十一"应该没有问题。要求调方巩固。

处方：生黄芪30 g，西洋参10 g，白术10 g，茯苓30 g，鸡内金10 g，砂仁7 g（后下），陈皮7 g，焦三仙各9 g，枳实7 g，桔梗9 g，浙贝母13 g，鳖甲15 g（先煎），莪术10 g，猪苓30 g，薏苡仁13 g，郁金9 g，佛手9 g，八月札9 g，蒲公英15 g，马齿苋13 g，白花蛇舌草20 g，大枣5枚。每日1剂，水煎服。

2021年5月1日追访，仍健在，且状态良好。

按：该患者有长期慢性病史数十年，年逾九旬高龄，又集几癌于一身，治疗难度可想而知。中医治疗恪守扶正固本、整体调理的基本理念，立足"本而标之"，首先注重养元气、健脾气、调胃气，以扶正固本为前提，同时清热解毒、通腑降浊、化痰散结、凉血止血。经标本兼治之剂调理4个月，使体质明显改善，抗力逐步增强，诸多标证得以解除或缓解之时，再逐步加大化痰散结、解毒抗癌、软坚消瘤的力度。如是权衡体质，视不同时期，确定不同阶段的治疗目标，稳字当头，有序推进，"首战大捷"，继而步步获胜，使癌灶得到有效抑制，使病情得到迅速缓解，患者能吃、能睡、能说、能唱、能活动，收到了明显的疗效。

本案取得显效的原因归结于以下几点：其一，感谢中国中医科学院的那位老教授，当患者家属向其咨询时，他为患者指明了正确的就医方向。其二，"外因是条件，内因是根据"，"内在"原因是老英雄良好的精神状态，是面对病魔不惧怕、不退缩、乐观、坚毅、不屈不挠的抗争精神。其三，证明扶正固本、整体调理的治疗方向是正确的。其四，像这样的老年人患病，又是这样的恶性疾病，要想取得成效，必须树立"三分治疗，七分养护"的理念，在这方面，老英雄的家属配合得非常好，他们轮流守护在老人身旁，时时给予亲情的温暖和精神上的鼓励，在饮食方面给予精细入微的调理，这一切都为疗效的取得提供了可靠的保障。他的儿女们之所以能做得如此出色，是因为他们护理的不仅仅是自己的父亲，而且是国家的好儿男，是党的好战士，是人民崇拜、敬仰的时代大英雄！

通过该案的治疗，我有幸结识了闻名全国的人民英雄！他不仅是战场上英勇杀敌的大英雄，也是同病魔顽强搏斗的大英雄！他永远是值得我学习的榜样！他的精神激励我永远奋勇向前！

2. 贲门癌术后复发案

郭某，男，76岁，河南省洛阳市孟津县（现为孟津区）平乐镇居民，2012年7

月9日初诊。

患者2008年7月发现贲门癌，曾经放、化疗治疗近4个月，疗效欠佳，当年11月于河南科技大学第一附属医院行手术治疗，将癌灶连同胃的2/3切除，术后又经短暂化疗，病情一度稳定，全身状况尚好。10天前，出现吞咽不畅，原手术医院胃镜复查提示：①食管黏膜糜烂。②原手术吻合口发现大约1.3 cm×1.3 cm的肿块，病理切片检验报告，在吻合口坏死物及增生的肉芽组织中检出癌细胞。经治医师建议化疗或再次手术，患者拒之，决心转求中医诊治。

刻诊：乏力、神疲，胃脘上部阵发性疼痛，进食时胃脘上部有明显噎塞感，并伴阵发性疼痛，呃逆、泛酸，夜晚尤甚，食欲明显减退，形体日渐消瘦。舌质暗红，边有齿龈及瘀血斑，舌苔黄而厚腻；脉沉细濡弱。

辨证分析：证属元气不足，脾虚胃弱，毒邪内蕴，湿热瘀阻，中焦气机升降失常。

治宜益气养元，健脾和胃，清热化湿，化痰活瘀，软坚散结，解毒抗癌。

处方：生黄芪30 g，西洋参10 g，丹参10 g，白术10 g，陈皮10 g，姜半夏10 g，桔梗9 g，莪术9 g，鸡内金9 g，白芷9 g，蒲黄9 g，枳实7 g，砂仁7 g，浙贝母13 g，海螵蛸13 g，猪苓30 g，茯苓30 g，炒薏苡仁30 g，蒲公英15 g，白花蛇舌草15 g。每日1剂，水煎服。

同时告诫患者，一定要做到不能生气，饮食有节，忌食辛辣。

2012年8月6日诊：上方为宗，随证加减，续服20余剂，乏力减轻，食欲增进，食量增加，泛酸及胃痛有减，仍呃逆。治宗上方，加旋覆花10 g、丁香5 g（后下）、代赭石9 g（先煎）。

2012年9月25日诊：上方为宗，加减续服30余剂，吞咽较前顺畅，泛酸、胃脘疼痛明显减轻，呃逆基本消失，精神明显好转。再治，以上方为主，去代赭石、丁香，加佛手9 g、生姜3片、大枣2枚。每日1剂，水煎服。

2014年5月5日诊：遵以上治疗原则，宗上方随证加减，间断服药近2年，胃脘疼痛、泛酸、呃逆均明显好转，面色转润，精神转佳。治应再接再厉，乘胜前进。

处方：生黄芪30 g，太子参13 g，白术10 g，茯苓30 g，猪苓30 g，砂仁7 g（后下），桔梗9 g，枳实7 g，八月札10 g，佛手10 g，炒薏苡仁10 g，莪术10 g，浙贝母13 g，鳖甲13 g（先煎），蒲公英15 g，马齿苋15 g，白花蛇舌草15 g，生姜3片，大枣2枚。每日1剂，水煎服。

2015年9月18日诊：近因生气，胃脘疼痛又作，呈阵发性，以隐痛为主，时

乔振纲老中医治癌经验

有泛酸。用药仍以上□为主，略做调整：去蒲公英、马齿苋、白花蛇舌草，加蒲黄7g、柴胡7g、五灵脂□g、海螵蛸13g，生姜改为2片，大枣改为1枚。服法同前。

2015年11月9□诊：患者欣喜告知，经上治疗诸症皆失，体重增加3kg，面色红润，精神转佳；原□术医院胃镜再次复查结果与首诊检查结果相比，食管黏膜糜烂程度明显减轻，原□合口之肿块明显缩小，显示为黄豆大小的肉芽状。至此，该案的治疗已获得临床治□，为巩固疗效，予参苓白术散与香砂养胃丸两方融合化裁，做善后调养。

追访至2016年10月□健在。

按：毫无疑问，本案□失为疗效确切的成功案例。究其成功的原因，归结于以下两点：其一，当发现并被□诊为术后复发后，患者及时地调整了治疗手段，不再手术，不再放、化疗，而是果断地□择中医诊治，杜绝了手术和放、化疗对人体的进一步伤害，加之中药治疗中始终把扶□固本放在首位，这就养护了人体的元气，强化了脏腑功能，增强了机体的免疫力、耐受□及内在的修复力，进而延长了生命。其二，既然是胃癌，治疗中在软坚散结、解毒抗□的同时，要注意时时健脾气、养胃气，特别是慎用苦寒，若必须要用，用量不宜过大，中病即止，以免损及中阳，伐伤胃气。其三，告诫患者"不能生气，饮食有节，忌食辛辣"，此等医嘱至关重要。

3. 贲门腺癌案

尹某，男，75岁，河南省洛阳市伊川县农民，2007年3月7日初诊。

近3个月来，每进食后自觉饮食停滞不下，经河南科技大学第一附属医院胃镜检查发现贲门占位，又经组织切片活检，确诊为贲门腺癌。因年迈体弱，不宜手术，遂改求中医保守治疗。

刻诊：食后饮食阻隔于胃脘，难以下行，进食稍多则胀痛、乏力、神疲、纳呆、顶气、频繁呃逆、口黏无味，大便稀溏。查见：形体消瘦，面色苍白；舌质淡红，苔微黄滑腻；脉沉细弱。

辨证分析：证乃脾虚气弱，痰热内阻，毒邪内蕴，胃失和降。

治宜益气健脾，化痰除湿，清热解毒，养胃理中，和胃降逆。

处方：白人参10g，白术10g，茯苓15g，陈皮13g，半夏9g，浙贝母13g，砂仁7g（后下），丁香6g（后下），旋覆花9g（布包），吴茱萸5g，桔梗9g，佛手9g，枳实7g，莪术6g，薏苡仁10g，白花蛇舌草30g，大枣7枚。每日1剂，水煎服。

2007年8月14日诊：上方为宗，加减续服5个月余，饮食大增，呃逆渐平，精神好转。查见：舌质暗红，边有瘀点，苔黄，脉弦滑。再治仍以益气健脾、调和胃气为主，同时化痰活瘀、软坚散结。

处方：白人参10g，白术10g，柴胡9g，黄芩9g，半夏9g，枳实7g，桔梗9g，浙贝母10g，莪术6g，八月札9g，佛手9g，丁香6g（后下），砂仁7g（后下），山楂13g，三七粉8g（冲），白花蛇舌草30g，生姜2片，大枣3枚。每日1剂，水煎服。

上方为宗，加减续服至2008年12月，患者仍健在。

按：本案是经电子胃镜及病理切片检查确诊的胃贲门腺癌，因年迈体弱，不宜手术而转诊于我。我接诊后，不受西医诊断所围，而是立足中医辨证，针对其脾虚气弱、痰热内阻、毒邪内蕴、胃失和降的中医病机，治疗首重益气健脾，养胃理中，旨在扶正固本，强化脾胃功能。在此前提下化痰除湿，清热解毒，和胃降逆，针对诸多标证。方以参苓白术散合二陈汤、延年半夏汤、小柴胡汤等加减化裁。由于紧扣病机，始终以健脾理中，养胃、和胃为中心，围绕这一基本点用药，加之用药平和，药剂轻灵，使脾气得健，中气得和，胃气得养，则诸症渐失，生命得以延续。

此案例的经验，归结于一点，就是对消化系癌瘤的治疗，始终要注重养胃气，保胃气，"保得一分胃气，便保得一分生命"。

4. 贲门癌合并慢性浅表性胃炎案

刘某，男，75岁，河南省灵宝市农民，2010年10月27日初诊。

患者3个月前常胃脘疼痛，伴胃脘痞满、撑顶，灵宝市人民医院电子胃镜检查：贲门溃疡伴恶变。经当地中西医治疗3个月余无明显效果，特专程来洛求我诊治。刻诊：胃脘持续隐痛，每生气或过饱、饥饿时加重，伴胃脘痞满、撑顶，频繁呃逆，食欲欠佳，食后停滞，难消难下，大便溏而不爽。舌质淡红，苔黄厚略腻；脉沉弦滑数。我院电子胃镜检查提示：①胃体贲门病变（多考虑恶性）。②慢性浅表性胃炎。经病理活检证实为：贲门腺体重度不典型增生，局部恶变。

辨证分析：证属肝郁气滞，湿热毒邪内蕴，脾胃不和，气机升降失常。

治宜疏肝理气，清热化湿解毒，健脾和胃，复中焦气机升降。

处方：太子参13g，柴胡9g，黄芩9g，半夏9g，白术9g，茯苓30g，浙贝母

15 g，猪苓 30 g，炒薏苡仁 13 g，白芷 9 g，陈皮 9 g，砂仁 9 g（后下），丁香 6 g（后下），旋覆花 9 g（另包），蒲公英 13 g，山慈姑 9 g，白花蛇舌草 15 g，生姜 3 片，大枣 7 枚。每日 1 剂，水煎服。

2011 年 3 月 29 日诊：上方为宗间断服药百余剂，胃痛明显好转，饮食大增，腹撑、腹胀基本消失，呃逆亦止。舌质红，舌苔稍黄；脉弦滑。

处方：太子参 12 g，柴胡 9 g，黄芩 9 g，半夏 9 g，白术 13 g，炒薏苡仁 9 g，砂仁 10 g（后下），猪苓 30 g，浙贝母 13 g，鳖甲 15 g（先煎），蒲公英 13 g，重楼 9 g，白花蛇舌草 15 g，生姜 3 片，大枣 7 枚。每日 1 剂，水煎服。

2011 年 7 月 12 日诊：上方加减续服百余剂，精神及饮食完全恢复正常，胃痛及撑顶、呃逆均消失，大便转调。症状既已消失，遂拟下方续服。

处方：太子参 13 g，白术 13 g，茯苓 30 g，猪苓 30 g，灵芝 10 g，浙贝母 13 g，蒲公英 15 g，生牡蛎 15 g（先煎），莪术 9 g，薏苡仁 9 g，佛手 9 g，砂仁 9 g（后下），重楼 9 g，鳖甲 15 g（先煎），白花蛇舌草 30 g，生姜 3 片，大枣 7 枚。

2012 年 4 月该患者打电话推荐当地另一胃癌患者来诊，得知该患者又服上方数十剂，诸症皆失，经当地医院胃镜及病理检查证实，癌灶已消失。2020 年 1 月 12 日电话随访得知：不但健在，而且生活能自理。

按：本案初诊时，根据县、市两级医院的胃镜及病理切片检查结果，结合临床症状，确诊为胃癌（贲门癌）无疑，但尚处早期阶段。脉证合参，分析其中医病机为肝郁气滞，湿热毒邪内蕴，脾胃不和，气机升降失常。治宜疏肝理气，清热化湿解毒，健脾和胃，复中焦气机升降。方选小柴胡汤与参苓白术散融合化裁，作为基本方。治疗中酌加丁香、旋覆花以和胃降逆；加猪苓、炒薏苡仁运湿以助健脾（脾恶湿）；加佛手、陈皮、砂仁理气和胃；加鳖甲、浙贝母散结消瘤；加蒲公英、山慈姑、白花蛇舌草清热解毒以抗癌；加莪术、灵芝增抗癌之力。如此，理、法、方、药，丝丝相合，紧扣病机，故步步有效，终获痊愈。

本案之治值得总结和借鉴的经验有以下几点：其一，癌症只要得以确诊，在早期即应抓住时机，确定正确治疗方向，及时、抓紧治疗，不可犹豫不决，耽搁时日。其二，治疗应以扶正固本为首要，坚持辨病与辨证、扶正与祛邪、整体与局部相结合。其三，健脾和胃，贯穿始终。"脾气宜健，胃气宜和"，主张平补、运补，勿使中焦壅塞。方药平和，药量轻灵，少用味厚燥烈之属，慎用苦寒滋腻之品，即使用抗癌药，每剂处方中仅 2 ~ 3 味，最多不过 5 味，应中病即可，取效而不伤正；反对不顾虚实，滥施攻伐，若此徒劳无益，反败其胃。其四，经常与患者沟通，在不断给予问候，体现医者的关怀和爱心的同时，鼓励患者树立战胜病魔的信心，使其能够配合治疗，坚持治疗。这一点，不仅是医家应有的医德和善心，而且是关乎疗效好坏的重要举措。

5. 胃幽门腺癌案

许某，女，72岁，河南省灵宝市居民，2012年6月13日初诊。

患者3个月来常纳呆、腹胀，5月18日灵宝市医院B超检查发现腹腔积液，6月5日住西安西京医院做进一步检查，在腹水中查见大量癌细胞，经腹膜穿刺活检标本，病理诊断为"转移性腺癌"，根据免疫组化结果，建议首先排除"卵巢浆液性腺癌"。彩超检查提示：①肝大小正常，肝内实性占位病变，多为肝血管瘤。②上腹部腹膜增厚，腹腔大量积液，腹腔未见明显肿大淋巴结。③胆囊、脾脏、胰腺、子宫、双侧附件区声像图未见明显异常。电子胃镜提示：慢性浅表性胃炎；幽门黏膜病变。免疫检查：CA125 617.9 U/L，CA153 220.60 U/L，均明显高于正常值。院方建议再做PET-CT检查，患者拒之，要求出院。出院诊断：①腹腔恶性肿瘤。②慢性浅表性胃炎。③结肠息肉。经他人推荐到我科求诊。

刻诊：乏力、神疲，毫无食欲，腹内撑胀，频频欲呕，低热。检查：左上腹可见明显肿块，约拳头大小，触之质硬；少腹膨隆；舌质紫暗，舌苔黄腻；脉沉濡弱。体温37.6 ℃。

辨证分析：证属气虚、脾虚、肝郁、胃热，湿邪内阻，毒邪内蕴，气机升降失常。

治宜益气健脾，疏肝理气，清胃和胃，化湿解毒，复其升降。

处方：太子参13 g，柴胡9 g，黄芩9 g，半夏9 g，白术15 g，茯苓30 g，猪苓30 g，车前子30 g（包煎），薏苡仁10 g，鳖甲15 g（先煎），郁金10 g，砂仁7 g（后下），鸡内金13 g，陈皮9 g，厚朴9 g，炒莱菔子9 g，大腹皮13 g，白花蛇舌草30 g，生姜2片，大枣3枚。10剂，每日1剂，水煎服。

2012年6月24日诊：服上方1剂，大便畅泄，秽臭异常，随之腹撑明显减轻。服完10剂，少腹膨隆渐消，食欲稍稍恢复。现右上腹持续疼痛，放射至后肩背，仍低热（体温37.7 ℃），舌质紫暗，舌苔薄黄略腻，脉沉濡弱。治仍宗上方化裁。

处方：太子参15 g，柴胡9 g，黄芩9 g，半夏9 g，白术25 g，枳实5 g，茯苓30 g，猪苓30 g，浙贝母15 g，薏苡仁13 g，壁虎7 g（焙干，研粉冲服），蒲公英20 g，蒲黄7 g（包煎），郁金9 g，佛手9 g，白芷9 g，延胡索15 g，砂仁9 g（后下），炒白芍 30 g，生姜 2 片，大枣 3 枚。每日 1 剂，水煎服。

2012 年 7 月 18 日诊：依上方连服 20 余剂，精神转佳，胃上脘之肿块明显缩小，胃痛消失，腹水消退，食欲大振，体温复常。疗效既佳，仍以上方为基础加减化裁。

处方：太子参 13 g，柴胡 9 g，黄芩 9 g，白术 15 g，枳实 3 g，浙贝母 15 g，桔梗 9 g，牡蛎 15 g（先煎），鳖甲 9 g（先煎），猪苓 30 g，薏苡仁 10 g，莪术 7 g，砂仁 9 g（后下），茯苓 30 g，焦三仙各 13 g，木香 9 g（后下），蒲公英 15 g，白芷 9 g，蒲黄 7 g（包煎），白花蛇舌草 30 g，生姜 3 片，大枣 7 枚。每日 1 剂，水煎服。

2012 年 11 月 5 日诊：以上方为基础，随证加减，间断服药至今，诸症皆失，已恢复正常家务劳动，要求服药巩固。遂仍依上方，10 倍量，加工成蜜丸，每丸绿豆大小，每次 3 ~ 5 g，每日 2 次温开水冲服。

追访至 2013 年 5 月 1 日仍健在。

按：胃癌属中医脾胃病之一，但治疗不能以一般的脾胃疾患论治。治疗除要针对纳化升降失常的各种临床表现外，还要紧盯癌瘤病灶，力求削之、消之、除之。应在"扶正固本""整体调理"的前提下，坚持"辨病与辨证相结合""治标、治本相兼顾"。本案治之予益气健脾、疏肝理气、清胃和胃、复其升降、化湿解毒、软坚消瘤，就是这个原则的集中体现。

治疗过程中，要特别注重"护胃气"，"胃气一败，百药难治"，用药不要过于苦寒，慎用大辛大热，如此轻剂缓图，稳中求效，终获卓效。

四、食管癌

案 1

李某，女，67 岁，河南省三门峡市卢氏县居民，2014 年 8 月 3 日初诊。

患慢性浅表性胃炎（中度）病史 10 多年。2 个月前出现吞咽不利。7 月 12 日三门峡市中心医院电子胃镜检查提示：食管距门齿 20 cm 处，于食管右侧壁可见黏膜隆起，大小约 1.5 cm × 2.0 cm，呈半球状，表面光滑，周围无桥形皱襞；距门齿 28 cm 处，于食管后壁可见黏膜隆起，大小约 0.5 cm × 0.6 cm，表面糜烂、充血，质地稍硬，食管中段后壁组织病理切片检查结果，确定为中分化鳞状细胞癌。经放疗 5 次，吞咽困难较前短暂好转，但食管疼痛增剧。1 周前因生气，病情反复加重，特转诊于中医诊治。

刻诊：吞咽噎塞，食管憋胀疼痛，伴恶心、口苦，纳差、腹胀，乏力、神疲，大便略干。查见：面色萎黄晦暗；舌质紫暗，舌苔黄厚略腻；脉沉弦细。

辨证分析：患胃病多年，气血化源不足，致气血双亏，正气虚馁，抗力低下，加之经常生气，气失调畅，饮食不当，饥饱无常，痰湿内生，气滞血瘀，潜伏于体内的癌毒被不良因子激活，与痰瘀胶结成形，阻于食管，而诸症作矣。

治宜益气扶正，健脾和胃，疏肝理气，化痰活瘀，解毒抗癌，启膈通幽。

处方：生黄芪30g，太子参13g，柴胡9g，黄芩10g，姜半夏9g，桔梗9g，枳实7g，陈皮9g，浙贝母13g，生牡蛎13g（先煎），郁金9g，赤芍25g，佛手9g，猪苓30g，砂仁7g（后下），焦三仙各10g，薏苡仁13g，壁虎5g（焙干，研粉冲服），蒲公英15g，半枝莲15g，白花蛇舌草15g，生姜2片，大枣3枚。每日1剂，水煎服。

2015年3月7日诊： 以上方为基础，随证加减，服百余剂，食管憋胀、疼痛基本消失，吞咽较前通畅，恶心消失，食量增加，精神好转。既获显效，再治仍宗上方加减，去柴胡、黄芩，加鳖甲15g（先煎）、马齿苋13g，击鼓再进。

2015年10月21日诊： 又连服上方百余剂，吞咽明显通畅，吃蒸馍、水饺亦无大碍，伴随的其他诸症基本消失，精神恢复正常，已能从事家务劳动。遂以参苓白术散与乔氏启膈通幽汤融合化裁组方。

处方：生黄芪30g，太子参13g，白术10g，猪苓30g，薏苡仁13g，当归10g，桔梗9g，枳实7g，郁金9g，浙贝母13g，壁虎5g（焙干，研粉冲服），陈皮9g，蒲公英15g，马齿苋15g，焦三仙各10g，半枝莲20g，白花蛇舌草20g，生姜3片，大枣5枚。每日1剂，水煎服。

2016年4月3日： 追访得知，连服上方2个月余，病情一直稳定。2016年1月6日电子胃镜复查时证实食管的两个癌灶均已明显缩小。另有他人建议，既然癌灶已明显缩小，再治用化疗即可。患者连续吃中药长达1年余，也有一定的厌烦心理，于是轻信诳言，住院接受化疗。但事与愿违，化疗月余，脱发、发热、恶心、纳呆，体质急剧下降，精神惶恐不安，彻夜难以睡眠，终因多脏器衰竭而逝。

按：治疗食管癌，要辨病与辨证相结合。明确诊断后，要在"扶正固本"前提下，进行辨证施治。扶正以养元气、健脾气、护胃气为首要，祛邪以化痰活瘀、软坚散结、解毒抗癌、启膈通幽为主线。

食管隶属于胃，与肝、脾、肾等脏密切相关，而大肠腑气是否畅通，也是胃气和降的先决条件，所以食管癌这一局部病变，往往可出现全身的多种病症。是故对其治疗，既要注重局部，又要着眼整体，时时关注全身状态、脏腑气血盛衰、精神、情绪、饮食及大小便等各种相关情况，一言以蔽之，必须恪守"整体调理"。

本案治疗，紧紧遵循上述思路和理念，精心辨证，分期施治，整体调理，稳步推进，带瘤生存突破1年半，其噎塞症状明显好转，而且电子胃镜检查证实癌灶明显缩小，应该说疗效确切，成绩卓然！遗憾的是，在即将获得最后成功的关键时期，患者改弦易张，酿成悲剧，其中的教训值得总结和记取。

案2

田某，男，71岁，河南省洛阳市宜阳县盐镇乡居民，2018年10月9日初诊。

1个月前始觉吞咽困难，2018年9月16日，洛阳市某三甲医院电子内窥镜检查，发现食管距门齿20～28 cm中上端，见长约1.6 cm的隆起性新生物，致管腔狭窄，表面溃烂，活检5块，质脆，病理诊断为鳞状细胞癌。未经放、化疗，直接转中医诊治。

刻诊：自觉乏力，由于进食噎塞，吞咽不利，加之知晓自己的病情，精神压力过大，致食欲减退，进食减少，日渐消瘦；自觉乏力、神疲；叹息、嗳气，餐食稍多则反胃，时有腹胀；大便黏腻不爽。舌苔黄厚略腻，舌边有瘀血点；脉弦滞。

辨证分析：正气先虚于内，加之肝气郁滞，疏泄失常，脾胃气机升降失职，气滞血瘀，痰湿内蕴，与潜伏于体内的癌毒之邪集聚、胶结，日渐成形，阻于食管，则诸症作矣。

治宜益气扶正，健脾和胃，疏肝理气，化痰活瘀，利咽通噎，软坚散结，解毒抗癌。

处方：生黄芪30 g，太子参13 g，丹参10 g，赤芍25 g，柴胡9 g，黄芩10 g，姜半夏9 g，桔梗9 g，枳实7 g，陈皮9 g，浙贝母13 g，旋覆花10 g（包煎），生牡蛎13 g（先煎），猪苓30 g，砂仁7 g（后下），焦三仙各10 g，薏苡仁13 g，壁虎5 g（焙干，研粉冲服），半枝莲15 g，白花蛇舌草15 g，赤小豆15 g，生姜2片，大枣3枚。每日1剂，水煎服。

2019年3月17日诊：上方加减，续服百余剂，进食噎塞感及反胃、腹胀明显减轻，精神有所好转，大便较前通畅。既获显效，再治仍宗前方，加蒲公英20 g，续服。

2019年6月8日诊：上方为宗，随证加减，间断续服80余剂，吞咽较前畅利，饮食显著增加，精神转佳，面色较前红润。疗效既佳，再治仍遵以上原则，宗上方药，乘胜而为，击鼓再进。

处方：生黄芪150 g，太子参75 g，丹参50 g，赤芍50 g，柴胡35 g，黄芩50 g，姜半夏50 g，桔梗50 g，枳实35 g，陈皮50 g，浙贝母75 g，郁金50 g，白术50 g，生牡蛎75 g，猪苓150 g，砂仁35 g，焦三仙各50 g，薏苡仁75 g，壁虎25 g，蒲公英75 g，半枝莲50 g，白花蛇舌草75 g，赤小豆75 g。为省钱省事，便于患者坚持治疗，上方药物经超微粉碎加工成细微粉剂，每日10～15 g，加入400～600 mL凉水中，一次性煎煮10～15分钟，所剩药液，分2次（上、下午各1次）饮服。

2020年12月20日追访，经上法、上方治疗，患者诸症皆失，已恢复正常体力劳动。2021年4月7日食管钡餐造影复查提示：钡剂通过诸段食管尚顺利，食管管腔未见明显狭窄，黏膜连续；管壁尚柔软，扩张度存在；贲门开放正常；胃底后倒，张力中等，蠕动良好，胃部黏膜尚规整，胃腔内未见明显充盈缺损及龛影，幽门开启自如。

按：脉证合参，分析本案病机为：正气先虚于内，加之肝气郁滞，疏泄失常，脾胃气机升降失职，气滞血瘀，痰湿内蕴，与潜伏于体内的毒邪集聚、胶结，日渐成形，阻于食管，则诸症作矣。其治应以扶正固本为基础，健脾和胃为主线，化痰活瘀为重点，辅以软坚散结、解毒抗癌之法。方选小柴胡汤合丹参饮、二陈汤、消瘰丸、乔氏启膈通幽汤等化裁。方中生黄芪、太子参益气扶正；丹参、赤芍活血化瘀；柴胡疏肝理气，陈皮、姜半夏、猪苓、薏苡仁配以浙贝母、生牡蛎化痰祛湿，软坚散结；桔梗、枳实配以旋覆花，启膈通幽；砂仁、焦三仙调和胃气；黄芩、半枝莲、白花蛇舌草、赤小豆清热解毒以抗癌；壁虎解毒、散结，为治食管癌之要药。由于思路正确，辨证精准，药切病机，故疗效显著。

本案治疗经验值得一提的是，当连续服汤剂二百余剂，获显著疗效时，再治将剂型改为细微粉剂，一则体现重症远谋，轻剂缓图之意；二则价格低廉，服用方便，省钱省事。

五、胰腺癌

1. 胰头占位（胰腺癌可疑）案

翟某，男，60岁，河南省洛阳市老城区居民，2009年7月20日初诊。

患者向来体质强健，很少得病。1个月前因生气致左上腹疼痛，持续十多日不减，经市中心医院CT检查，发现胰头部位有一1.9 cm×2.7 cm实性占位病灶，诊断为胰腺癌可疑，建议手术治疗。患者惧而拒之，遂求中医保守治疗。

刻诊：左上腹持续隐痛，伴脘腹撑胀，大便略干。检查：脘腹部肌肉紧张、拒按，按之疼甚；舌质暗红，舌边有瘀点，舌苔黄厚腻；脉紧弦滑数。

辨证分析：证因肝郁气滞，热毒内蕴，痰热毒邪结聚，阻于脘腹，胃失和降所致。

治宜疏肝理气，调和胃气，清热解毒，化痰活瘀，软坚散结。

处方：丹参 10 g，玄参 9 g，柴胡 9 g，黄芩 9 g，半夏 9 g，白术 13 g，枳实 5 g，桔梗 9 g，浙贝母 15 g，鳖甲 15 g（先煎），海藻 13 g，生牡蛎 15 g（先煎），郁金 10 g，木香 9 g（后下），砂仁 10 g（后下），蒲公英 15 g，半枝莲 10 g，白花蛇舌草 30 g，生姜 3 片，大枣 7 枚。每日 1 剂，水煎服。

2009 年 8 月 3 日诊： 服上方 10 剂，脘腹疼痛及撑胀明显减轻，胃脘较前明显舒适。疗效既著，再治仍宗上方出入。

处方：丹参 10 g，柴胡 9 g，黄芩 9 g，半夏 9 g，白术 10 g，枳实 5 g，桔梗 9 g，浙贝母 15 g，鳖甲 15 g（先煎），猪苓 30 g，生牡蛎 15 g（先煎），海藻 20 g，郁金 9 g，牡丹皮 9 g，佛手 9 g，山楂 13 g，砂仁 9 g（后下），莪术 9 g，炒薏苡仁 15 g，半枝莲 9 g，白花蛇舌草 30 g。每日 1 剂，水煎服。

2009 年 12 月 7 日诊： 经上方加减续服 30 余剂，诸症明显减轻，11 月 24 日市中心医院 CT 复查提示：①胰头下方实性占位（1.3 cm × 1.5 cm）。②肝脏多发小囊肿。③右肾下极小囊肿。与初诊检查结果比较，胰头癌灶明显缩小。既获显效，乘胜追击，击鼓再进。

处方：太子参 13 g，玄参 10 g，柴胡 9 g，黄芩 9 g，半夏 9 g，白术 10 g，枳实 5 g，浙贝母 15 g，郁金 9 g，佛手 9 g，猪苓 30 g，薏苡仁 13 g，蒲公英 15 g，紫花地丁 10 g，生牡蛎 15 g（先煎），砂仁 9 g（后下），木香 9 g（后下），白花蛇舌草 30 g。每日 1 剂，水煎服。

2010 年 3 月 22 日诊： 上方加减续服 70 余剂，精神转佳，体力倍增，自觉症状完全消失。市中心医院 CT 复查提示，胰头占位病灶已消失。遂拟下方收尾巩固。

处方：太子参 13 g，柴胡 10 g，黄芩 9 g，清半夏 7 g，白术 12 g，茯苓 15 g，猪苓 30 g，郁金 9 g，佛手 9 g，浙贝母 13 g，砂仁 9 g（后下），薏苡仁 9 g，枸杞子 9 g，白花蛇舌草 30 g。每日 1 剂，连服 20 剂。

追访至 2013 年 10 月，无恙。

按：本案发病于生气之后，症见左上腹疼痛，持续十余日不减，经 CT 检查发现"胰头占位"，诊断为"胰腺癌可疑"。患者惧怕手术，遂转中医诊治。根据发病原因及症状、舌、脉、体征，其中医病机为：肝郁气滞，热毒内蕴，痰热毒邪结聚，阻于脘腹，胃失和降。用小柴胡汤与丹参饮、消瘰丸、枳术汤等方融合组方，加减化裁治之。方中以柴胡配郁金疏肝气，桔梗配枳实调气机之升降，木香配砂仁以理气和胃，丹参以活瘀，半夏、浙贝母、海藻配鳖甲、生牡蛎等化痰软坚、散结消瘤，黄芩、玄参、蒲公英以清热，半枝莲配白花蛇舌草等解毒抗癌，诸药共奏疏肝调胃、化痰软坚、清热解毒、抗癌消瘤之功。

细究本案之所以能够速获治愈，除立足中医辨证、方证相符、药切病机、守方守法、轻剂缓图等几个基本经验起决定性作用外，与其他如发现癌瘤及时，正确选择治疗途径，未经手术、化疗折腾，加之向来体质强健，免疫力及抵抗力较强等因素也是密不可分的。

2. 胰腺癌案

白某，女，60 岁，河南省三门峡市陕县（现陕州区）观音堂镇居民，2015 年 7 月 26 日初诊。

患者 3 个月前常觉右腹部阵发性疼痛，当地卫生院按胆囊炎治疗多时疗效欠佳。1 个月前因疼痛剧烈，且出现黄疸，急赴市级医院就诊。经 CT 检查发现胰头部位有一 3.4 cm×2.7 cm 的占位病灶，结合临床症状，初步诊断为胰腺癌，建议手术。但虑及其冠心病史十多年，就诊时伴有频发早搏的严重情况，只得放弃手术，经保守治疗十多天，未获显效。2015 年 6 月 6 日转诊于洛阳市某三甲医院，经彩超、磁共振成像及免疫生化检查，确诊为胰（头）腺癌晚期，经多种支持疗法及化学药物治疗月余，心律较前有所改善，但黄疸持续不退，且因化疗药物毒副作用的严重影响，整体病况日益恶化，无奈转诊于余。

刻诊：右上腹持续疼痛，阵发性加重，时呈绞痛，因难以忍受而呻吟连声；乏力，身疲，不欲言语，言则语声低微；恶心、纳呆，腹部胀满，大便干结。查见：见痛苦病容，周身皮肤及目珠黄染；舌质紫暗，舌苔色黄厚腻；脉沉微细数。

辨证分析：患者素有冠心病之痼疾，心气及体质虚弱可知，复因癌毒与化疗药物之毒，两毒相加，内袭作乱，致使元气衰微，抵抗力低下，脾不健运，胃失和降，胆道阻塞，湿热泛溢，血脉瘀滞，腑气不通，由是而诸症作矣。

乔振纲老中医治癌经验

根据病机分析，确立以下治疗原则：培元气，养心气，健脾气，和胃气；在扶正固本的同时，疏胆气，通腑气，利湿退黄，活瘀止痛，解毒抗癌，软坚消瘤。

处方：西洋参13 g，北沙参10 g，丹参13 g，白术10 g，茯苓30 g，猪苓30 g，泽泻20 g，茵陈15 g，郁金9 g，陈皮7 g，砂仁7 g（后下），薏苡仁15 g，焦三仙各9 g，浙贝母13 g，延胡索15 g，炒蒲黄7 g（包煎），五灵脂7 g，赤芍25 g，白芍25 g，虎杖10 g，大黄13 g（后下），白花蛇舌草20 g，赤小豆15 g，白茅根30 g。每日1剂，水煎服。

医嘱：服药期间，饮食宜少吃多餐；忌油腻、甜食及辛辣；莫生气。

2015年8月16日诊： 连服上方15剂，每日大便2～3次，呈稀溏便，随之上腹疼痛稍有缓解，食欲稍增，脉搏较前有力。再治，仍以上方为基础，将大黄用量减至7 g，加生黄芪30 g、金钱草15 g、生姜3片，继服。

2015年9月28日诊： 连服上方40余剂，疼痛进一步减轻，黄疸明显消退，心脏早搏明显减少，食量有所增加，精神明显好转。鉴于正气逐渐恢复，再治，以首方为基础，加大解毒抗癌、散结消瘤力度。

处方：生黄芪30 g，西洋参13 g，北沙参10 g，丹参13 g，白术10 g，茯苓30 g，猪苓30 g，泽泻20 g，茵陈15 g，郁金9 g，陈皮7 g，砂仁7 g（后下），薏苡仁15 g，焦三仙各9 g，浙贝母13 g，鳖甲15 g（先煎），延胡索15 g，赤芍25 g，白芍25 g，佛手9 g，大黄9 g（后下），虎杖10 g，蒲公英15 g，败酱草15 g，白花蛇舌草20 g，赤小豆15 g，白茅根30 g。每日1剂，水煎服。

2016年3月8日： 电话随访得知，连服上方3个月余，病情一直稳定，且逐日好转。至2016年2月6日因天气严寒，气温骤降，感冒发热，导致心脏病复发加重，经当地医院抢救无效，于2月13日不幸离世。

按：医界普遍认为，肝癌乃"癌中之王"，但据我个人多年来的临床体验，胰腺癌的恶性程度不亚于肝癌。胰腺癌起病隐匿，病势凶险，病变多端，发展迅速，死亡率极高。本案的难度，不仅发现时即为胰腺癌晚期，而且伴有严重心脏疾患。当初，洛阳市某三甲医院之所以未敢手术，除了癌灶形体较大，而且位于胰头，直接压迫胆管，难以施行手术外，主要原因还是忌惮其基础疾患——心脏病。最后的结局证明，该院的决定非常明智，也是完全正确的。

本案中医治疗中，始终注重"培元气，养心气，健脾气，和胃气"，使元气逐渐恢复，心脏、脾胃功能逐渐增强，体质情况逐步改善；与此同时，紧紧盯住和针对癌性疼痛和黄疸两个主要矛盾，处方中倾力"活瘀止痛""利胆退黄"。如是谨守病机，标本兼治，使疼痛逐日减轻，黄疸逐渐消退，可以说病情得到很好控制，疗效不容置疑。但"天有不测风云，人有旦夕祸福"，一场突如其来的气温骤降，一次严重的感冒发热，使患者的基础病——心脏病陡然加重，最终夺取了患者的生命，使之前的治疗功亏一篑。面对这一结局，除了深感遗憾之外，是否更应该总结和反思，其中应汲取怎样的教训呢？

六、脾癌

姚某，女，79岁，河南省洛阳市涧西区居民，2019年7月2日初诊。

患高血压（3级）病30余年，冠心病20余年。2个月前体检时发现脾脏异常肿大，并可见一2.4 cm×1.3 cm的占位病灶，经穿刺病理检测，证实其病灶为恶性。家属瞒之。20天前，一个偶然机会，患者看到了病理检测单，精神随即崩溃，彻夜不眠，饮食不下，继而心脏病复发加重，经用西药镇静、安眠剂等，情绪较前平稳，睡眠稍有好转，其他症状仍较严重，特转诊于余。

刻诊：乏力、倦怠、胸闷、气短、心悸、怔忡、频发早搏，不欲饮食、腹胀、呃逆、头晕、头胀，右上腹部时有胀痛，排便困难，下肢浮肿。面色萎黄晦暗；舌质紫暗、舌边有许多瘀血点，舌苔薄黄、腻滑；脉沉微。右上腹部压痛明显。血压160/96 mmHg（服降压药后）。

辨证分析：心气虚弱，供血不足，血不养心，神不守舍；肝肾阴虚，肝阳上亢；脾胃不和，纳化失职，清气不升，水湿不运；癌灶盘踞，阻碍气机。

治宜益气扶正，养心安神，健脾和胃，升清降逆；滋肾平肝，益阴潜阳；化痰活瘀，软坚消瘤。

处方：生黄芪30 g，西洋参10 g，麦冬13 g，五味子9 g，白术13 g，茯苓30 g，薏苡仁10 g，砂仁7 g（后下），陈皮7 g，焦三仙各9 g，天麻15 g，龟板粉7 g（冲服），远志10 g，炒酸枣仁30 g，三七粉3 g（冲服），浙贝母13 g，旋覆花10 g（包煎），合欢皮30 g，夜交藤30 g，浮小麦15 g，炙甘草9 g。每日1剂，每剂先用600～800 mL水充分浸泡至少半小时，置火上，先大火滚开，再转小火焖、炖，至少1小时，将药煎煮至300～400 mL，分2次（上、下午各1次）口服。

另嘱：①饮食宜清淡，忌油腻、辛辣之品。②用新鲜马齿苋一把，经煎煮20分钟，捞出，用纱布松松包住，将纱布包平摊于右上腹部，趁热敷痛处，每天1～2次。

2019年7月12日诊： 连服上方10剂，乏力、倦怠有所好转，胸闷、气短、心悸、怔忡及呃逆、腹胀、下肢浮肿均减轻，饮食增加，频发早搏次数减少，睡眠时间延长。随着睡眠改善，情绪较前安定，头晕、头胀亦明显减轻。刻诊：上腹部仍时有疼痛，睡眠中做梦较多，大便黏腻不爽。可谓初战告捷，再治仍遵首诊所拟原则，处方稍加调整。

处方：生黄芪30g，西洋参10g，丹参10g，麦冬13g，五味子9g，白术13g，茯苓30g，远志10g，砂仁7g（后下），陈皮7g，焦三仙各9g，天麻15g，龟板粉7g（冲服），炒酸枣仁30g，柏子仁13g，薏苡仁10g，厚朴13g，决明子7g，三七粉3g（冲服），浙贝母13g，旋覆花10g（包煎），合欢皮30g，夜交藤30g，浮小麦15g，炙甘草9g。每日1剂，煎服方法及马齿苋煎煮热敷法同上。

2020年1月9日诊： 以上方、上法为基础，结合临床症状的随时变化，变通、加减，坚持治疗5个月余，心脏病及高血压诸症基本消失，下肢浮肿消退，睡眠恢复正常，精神状况全面好转，右上腹疼痛亦较前减轻。血压146/90 mmHg。心电图检查未见异常。再治，应集中药力，针对脾脏癌灶，予扶正固本、化痰活瘀、软坚散结、解毒抗癌之剂。

处方：生黄芪30g，太子参13g，丹参13g，玄参10g，陈皮9g，郁金9g，三七粉3g（冲服），浙贝母13g，鳖甲15g（先煎），蒲公英15g，猪苓30g，茯苓30g，半枝莲10g，白花蛇舌草20g，炙甘草13g，赤小豆15g，白茅根30g，大枣5枚。每日1剂，水煎服。另马齿苋热敷法同前。

2020年7月20日诊： 宗上法、上方，随证加减，坚持治疗半年余，心脏及高血压病情一直稳定，未出现大的反复，右上腹疼痛基本消失。CT复查提示：肝、胆、胰、脾未见异常占位。病告痊愈，予益气养心、健脾和胃、滋肾养阴、镇肝潜阳之剂，继续调理旬日，以巩固、收尾。

按： 脾癌，临床中并不多见。本案体检时发现脾癌，就诊时脾癌的临床症状倒不明显，其主要痛苦是因得知罹患癌症后受到惊吓，精神恐惧，彻夜不眠，致心脏病旧疾复发、加重，于是出现胸闷、气短，心悸、怔忡、频发早搏，不欲饮食、腹胀、呃逆、头晕、头胀，右上腹部时有胀痛，排便困难，下肢浮肿等诸症。中医认为"心者，君主之官""心动则十二官危"，此时虽有脾癌在身，但以心脏病最为紧急！遂集中精力，针对心脏病这一主要矛盾，精心组方，聚焦用药，随证加减，坚持治疗半年余，获得显著成效。

在心脏病得以康复，高血压保持平稳，精神全面好转的形势下，不失时机地发起对脾脏病灶的"总攻"：予化痰活瘀、软坚散结、解毒抗癌之剂，且药物内服与马齿苋煎煮热敷病灶双管齐下，如此内外兼治，里外"夹击"，加之经过半年余扶正固本的调理，正气旺盛，抗力增强，小小癌灶，竟不堪一击，用药治疗又半年余，癌灶消失，病告痊愈。

本案治疗经验中，特别值得一提的是，在药物内服的同时，用马齿苋煎液趁热外敷。之所以采取这个措施，是受用此法治愈一耳后肉瘤成功案例的启示。患者系洛阳市偃师市（现偃师区）农村一女性农民，2016年7月某日，以耳后肿块并疼痛为主诉就诊于余。查见其右耳后，有一鹅卵大小的肿块，按之质硬，推之不移，胀痛难忍，累及颈项僵硬、强直，转动受限，其治在化痰活瘀、软坚散结的同时，嘱其用新鲜马齿苋一把（约250g）洗净，加适量芒硝，捣为稀糊状，摊涂于瘤体表面，继用毛巾蘸内服药药渣的煎液，趁热热敷病灶，此药此法，仅用4天，其肉瘤竟变软变小，由鹅卵大小变得较为平坦。其家属不自禁地说："这简直是在变魔术。"

从此，每遇病位近乎体表的癌瘤，我都启用"马齿苋捣糊外敷"或用"马齿苋煎液趁热外敷"，作为癌瘤治疗的外用方法，疗效令人满意。

七、肠癌

1. 结肠癌并多发肝转移案

刘某，女，64岁，广东省中山市小榄镇居民，2013年2月22日初诊。

患者于2012年7月发现乙状结肠癌并多发肝转移，当月住广东省人民医院，对结肠癌行"姑息性切除术"，术后病情曾一度好转。2个月前出现腹水，加之先天性心脏病复发，病情急转直下，经当地人民医院中西医各种方法治疗，无明显效果，且病情日渐严重，医方无奈，已停用各种药物，患者躺在家中，生命奄奄一息。其家属闻知余到中山出诊，急邀前往诊治。

刻诊：患者半卧位于病床上，精神萎靡，痛苦面容，不断呻吟，语声低微，两目无光；自诉乏力、胸闷、气短、心悸、头晕，腰背疼痛，腹胀、纳差，大便溏而不爽。舌质淡红，苔薄白；脉沉微。腹部触诊：右上腹腹肌紧张；左少腹压痛明显；双下肢高度浮肿，按之如泥。中山市人民医院CT查示：乙状结肠癌并多发肝转移；

心脏彩超查示：三尖瓣关闭不全。

辨证分析：本患者既有结肠癌并肝转移痼疾顽症之折磨，复加右心衰竭凶险重症之威胁，体质极度虚弱，元气极度衰竭，本虚标实，危在旦夕。

面对复杂病情，谨遵《内经》"急则治其标，缓则治其本"之训，眼下应暂置癌症于不顾，先以治心为急。在益元气、养心气、温阳气治其本的同时，疏肝气、调胃气、利水气以治其标。

处方：炙黄芪30g，桂枝9g，红参10g，炒白术30g，茯苓30g，车前子30g（包煎），泽泻30g，制附子10g（先煎），郁金10g，鳖甲15g（先煎），穿山甲5g（打粉冲服），薏苡仁15g，砂仁9g（后下），生姜皮10g，大腹皮15g，炙甘草15g。3剂，每日1剂，每剂加水500mL，煎至180mL，一日内分6次喝完。

2013年2月24日：患者女儿电话喜告，服上方2剂，心悸、胸闷、腹胀均减轻，食欲渐复，尿量大增，大便较前通畅，险象已除，甚至吵闹着想下床活动。既获显效，嘱其原方续服，同时嘱其不得下床活动，绝对卧床休息。

2013年3月5日：电话告知，病情总体稳定，心悸、胸闷继续好转，近几天咳嗽较剧，伴低热，下肢浮肿。遂调下方，通过手机短信发出。

处方：生黄芪30g，西洋参10g，丹参15g，白术25g，茯苓30g，泽泻30g，车前子30g（包煎），金银花30g，连翘15g，炙麻黄7g，赤小豆13g，葛根30g，制附子7g（先煎半小时），毛冬青15g，枳实7g，大黄15g（后下），薏苡仁15g，鱼腥草15g，白花蛇舌草15g，炙甘草25g。每日1剂，每剂加水1 200mL，煎至300mL，其中留260mL内服，每日分4次喝完；剩余40mL，保留灌肠，每日1次。

2013年3月13日：患者女儿发来短信，说："您好！告诉您一个好消息，我妈吃了您开的第二次药方后，精神好转，咳嗽没有了，腹水也少了很多，但脚依然肿胀，尿少，仍然无力。妈妈现在的情况已经让我们全家人非常意外惊喜，全因吃了您开的药，在此叩谢乔教授您的大恩大德。"根据所述病情，再重拟下方，通过手机短信发出。

处方：生黄芪30g，生晒参7g，丹参15g，麦冬13g，五味子9g，桂枝9g，白术25g，茯苓30，猪苓30g，车前子30g（包煎），桑白皮9g，远志9g，生姜皮9g，制附子7g（先煎半小时），火麻仁9g，炙甘草15g，大枣7枚。每日1剂，水煎服。

2013年4月12日：其家属电话告知，连服上方20余剂，病情总体好转、稳定。到4月10日，因天气连续阴雨，骤然降温，外感风寒，咳嗽加剧，肺部的病情进一步影响到心脏，使本已衰竭的心脏受到更大威胁，病情陡然加重，4月11日凌晨4点离世，死于心力衰竭。

按：本案从我接诊到离世，存活不足2个月，那为什么还作为典型验案加以收录呢？因为，所谓"验案"，不是绝对的，是相对的。本案在我接诊前，西医各种措施用尽，收效甚微，当地所在医院认为患者命悬一线，危在旦夕，继续治疗不仅毫无希望，而且只会给患者增加治疗带来的痛苦，并继续拖累家属，故停止治疗，劝其出院。在这种情况下，家属出于对中医的信任和一线希望，邀余诊治。我经过仔细而又详尽的四诊，判断当下危及患者生命的不是癌症，而是心脏衰竭。病以癌症为本，心力衰竭为标。谨遵"急则治其标"之原则，暂置癌瘤于不顾，用药主要针对心脏，治之予"补元气、养心气、温阳气、促气化、利水气"，服2剂即效，调方后续服月余又获显效。说明当初接诊时对病情的判断完全正确，治疗原则所用方药也都符合病机，药证相符，故其效卓也。遗憾的是，我身居洛阳，患者在中山，与我相距甚远，当病情发生变化时，不能及时前往当面诊治，以至于患者未能抵挡气候骤变影响，心病陡然加重，猝不及防而逝。

患者在中药治疗下，从原来的"命悬一线，危在旦夕"，生命以时日计，存活时间延长近2个月，相比之下，也是很不容易的，其蕴含的些许经验值得总结。

2. 直肠癌术后致肠梗阻、肠粘连案

宋某，女，50岁，河南省洛阳市宜阳县居民，2015年5月28日初诊。

患者2013年10月行直肠癌手术，今年3月又发现右肺癌，遂于4月8日在洛阳市某部队医院手术，术后第3天出现排便困难，经用开塞露及中药灌肠等方法治疗无效，原手术医院怀疑：①不完全肠梗阻。②肠粘连。建议手术治疗，患者拒之，特转诊于中医。

刻诊：截至今日，患者已连续40多天未能痛快排便，偶有一两次排出少量黏糊，不时有屁排出，由于不能排便亦不敢进食，靠输液（生理盐水、氨基酸、血浆等）维持生命。自觉乏力、神疲，语声低微，形体急剧消瘦，面容憔悴无泽，少腹坠胀疼痛。舌苔薄黄，舌质暗紫；脉沉濡弱。

辨证分析：证属元气虚衰，下焦气滞血瘀，肠不蠕动，腑气不通。

治宜大补元气，健脾和中，理气活瘀，通降腑气。

处方：生黄芪30 g，红参13 g，白术15 g，枳实15 g（单包，若腹泻严重次日不放），桔梗9 g，茯苓30 g，桃仁9 g，红花10 g，三七粉7 g（每日2次冲服），莪术9 g，薏苡仁10 g，厚朴15 g，炒莱菔子13 g，沉香颗粒1袋（冲服），大黄15 g（后下），浙贝母13 g，炙甘草9 g。每日1剂，水煎服，早晚各服1次；用药渣煎剂热敷少腹部，每日1次。

2015年6月16日诊： 上药服至3剂后，连续2日排出大量稀糊状宿便，少腹部顿觉舒适，坠胀、疼痛豁然而失，之后大便量减少，但每日可排1～2次。随着进食量的逐渐增加，精神亦日渐好转。复诊时，见其精神较好，语声较前明显有力，面色较前红润，面部已露笑容，唯进食后自觉胃肠腹鸣不适。再治以益气复元、健脾和胃为主，兼以调肠通腑。

处方：生黄芪30 g，太子参15 g，白术15 g，茯苓30 g，陈皮13 g，半夏9 g，木香9 g，砂仁9 g（后下），鸡内金10 g，焦三仙各13 g，石斛15 g，枳实7 g，厚朴15 g，郁金9 g，佛手9 g，炒莱菔子13 g，鳖甲15 g（先煎），炙甘草9 g。10剂，每日1剂，水煎服。

按：本案大便不通已经40余日。西医怀疑肠粘连、不完全肠梗阻，建议手术治疗，可见病情之严重。中医分析其病机：患者2年之内，先后两次大手术，元气受损可知。由于元气虚馁，各脏腑功能必定衰弱，肺气虚弱，影响大肠的气机通降；肠腑气虚，蠕动功能减弱；气虚则血液运行不畅，加之手术创伤，肠之粘连，必然形成局部瘀血。以上种种原因相加，使肠腑之气难以通降，故大便闭而不通，糟粕和浊气不排，不敢进食，气血生化无源，使本已受损的元气更加衰竭，如此形成恶性循环，病情危重之程度由此可见。治疗既用红参大补元气，又用生黄芪升提中气，在扶正固本防止虚脱的同时，强化脏腑功能；白术、茯苓、薏苡仁健脾、化湿、和中；枳实、大黄、厚朴、桃仁加三七粉、沉香、红花，取桃仁承气汤之意活血化瘀、行气降浊、通腑导滞之功；桔梗、浙贝母，在上可清肺、润肺，在下可入肠散结；莪术消积行气、祛瘀止痛；炒莱菔子消积除胀，降气通腑。综而观之，此治对整体的把握和对病机的分析都十分到位，治疗的思路十分明晰，遣方布阵十分缜密，择药"派兵"，知"人"善任，服药数剂即获桴鼓之效，力挽危逆于顷刻，使病情"柳暗花明又一村"，2016年8月追访仍健在。

3. 结肠癌术后致肠梗阻案

杨某，男，59岁，洛阳拖拉机厂干部，2017年3月30日诊。

患者2年前患乙状结肠癌，曾于郑州大学第二附属医院行"乙状结肠癌根治术"，术后化疗6周。2015年10月发现肝、升结肠、脐周腹壁、腹膜多发转移，继之就诊于复旦大学附属肿瘤医院，经化疗10多周，局部放疗月余，疗效欠佳，化疗后曾出现Ⅰ度骨髓抑制，且发现肺部多发转移。2017年1月15日后出现肠梗阻，2017年3月2日入住洛阳东方医院，入院时腹部平片检查提示：不完全性肠梗阻。3月6日经128排CT全腹部检查，发现、证实双肺、肝脏及腹膜转移性病变；胸腔及腹腔积液。经胃肠减压、抑酸、补液、卡文营养支持治疗，未获显效，患者要求中医诊治。

刻诊：患者在连续2个月禁食情况下，仍持续腹胀、腹痛，持续半月未排便，无排气，因之腹胀、腹痛逐日加重。面色萎黄，痛苦病容；精神萎靡，语声低微；脉沉微弱。腹部膨隆，脐周偏左可触及8 cm×5 cm质硬包块，腹肌紧张，压痛明显；左侧肋缘下可触及鹅卵大小质硬包块；脐周可见肠型，未闻及肠鸣音。

根据病史及以上检查分析，断定眼下危及生命的主要病情是肠梗阻，已由刚入院时的不完全梗阻，发展到了完全梗阻。鉴于此，不仅不能进食，更不能口服中药。遂决定中药保留灌肠。

处方：炙黄芪25 g，玄参13 g，麦冬15 g，生地黄15 g，莪术15 g，枳实15 g，厚朴15 g，芒硝5 g（另包，待他药煎好后，直接投入烊化即可），桃仁7 g，红花10 g，大黄15 g，沉香5 g，败酱草15 g。每日1剂，加水150 mL，煎至50 mL，放凉至35 ℃左右，保留灌肠，每日1次。

2017年4月8日诊： 上方上法灌肠至第3天，有矢气及少量黏性粪液排出，嗅之臭味异常。灌肠至第5天，排便4次，其中1次呈条状，另3次呈黏糊状。大便既通，腹撑、腹痛明显减轻，患者精神为之一振，要求继续灌肠。拟方如下。

处方：炙黄芪25 g，炒薏苡仁15 g，莪术15 g，芒硝5 g（另包，待他药煎好后，直接投入烊化即可），蒲公英15 g，马齿苋10 g，沉香5 g，厚朴15 g，枳实15 g，桃仁7 g，红花10 g，大黄15 g。嘱每2日灌肠一次，方法同上。

按：根据病史、病情分析，本案最初的不完全梗阻主要归咎于肠癌术后的肠粘连，继之，随着腹腔内多发转移癌灶的迅速增大，其瘤体对肠道的浸润、压迫和挤压日益加重，最终形成完全梗阻。而完全梗阻一旦形成，体内新陈代谢产生的糟粕和毒素无法通过肠道排出，可导致肠胀气，进而影响脏腑功能，加之不能进食，营养不能保证，元气迅即受损、衰竭，直接危及生命，其严重性医者皆知。然，对此的解决办法除手术之外（本案因术后癌瘤的复发和腹腔内的多处转移，显然已失去再次手术的可能和机会），保守治疗方面尚无特效药物。本案治疗期间，曾邀请西医肛肠专家亲临会诊，专家不仅表示自己无能为力，而且断言谁也没有办法，其治疗难度可想而知。面对如此困境，我决定用中药保留灌肠。所用方药中，通过炙黄芪的益气作用来增强、促使肠道的蠕动，通过玄参、麦冬、生地黄等的养阴润肠作用"增液以行舟"；芒硝、莪术用以软坚；用炒薏苡仁以燥湿；用蒲公英、败酱草以清热；用桃仁、红花以活血行血，配以枳实、厚朴、沉香、大黄等与桃、红配合，加强活瘀功能，改善肠道微循环，共奏通腑导下之功。临床实践再次雄辩证明，中药灌肠疗法对癌瘤（也可推演至所有外科）术后所导致的肠梗阻，确有较好疗效，不失为解决肠梗阻的最佳选择。

八、肾癌

肾癌术后复发案

韩某，男，67 岁，河南省渑池县居民，2015 年 3 月 12 日初诊。

患者 2013 年 9 月 23 日因右半身不遂，到解放军某医院就诊，经全身检查诊断为脑梗死，同时发现左肾占位，又经穿刺活检，证实为肾癌。10 月 17 日转郑州某三甲医院，鉴于脑梗死，不能长时间麻醉，该院予介入栓塞术对肾癌进行治疗，术后半年复查时发现癌瘤病灶较术前增大，于是再次到原手术医院做介入栓塞术。至 2014 年 11 月，先后做了 3 次介入栓塞术，每次术后半年复查时，均发现癌瘤病灶较前继续增大，鉴于此，原手术医院告知无法再次手术，建议中西医保守治疗。遂转诊于余。

刻诊：乏力，神疲，纳呆，腰部酸困疼痛，排尿不畅，尿中夹带鲜红色血液，大便秘结。面色萎黄，形体消瘦，右半身肢体抬举受限，活动不遂；舌质暗红略紫，舌苔黄厚略腻。

辨证分析：其病机为本虚标实。本虚责之元于气受损，脾肾两虚；标实体现在热毒内蕴，气化无力，胃气失和，腑气不通，督脉血瘀，络脉灼伤。

治宜养元固本，健脾滋肾，和胃通腑，促使气化，活瘀通督，清热祛湿，凉血止血，抗癌消瘤。

处方：生黄芪 30 g，西洋参 10 g，白术 10 g，茯苓 30 g，猪苓 30 g，车前子 30 g

（包煎），砂仁7g（后下），神曲13g，麦芽9g，熟地黄13g，枸杞子10g，枳实5g，酒大黄9g（后下），三七粉3g（冲服），浙贝母13g，莪术10g，马齿苋13g，白花蛇舌草15g，赤小豆13g，白茅根30g。每日1剂，水煎服。

2015年5月7日诊：上方为宗，其间间或加荆芥炭、生地黄炭、仙鹤草、阿胶粉（冲服）、当归等，连服50余剂，饮食增进，小便带血基本消失，腰部酸困疼痛明显好转，特别是小便较前通畅。遂仍照上方，10倍用量，先粗打为粉，经烘干箱烘干，再经超微粉碎，加工成细微粉剂，每日10～15g，加入500mL凉水中，一次性煎煮10～15分钟，分2次饮服，3个月为一个疗程。

遵以上治则、治法，宗以上方药，随证加减，连续服药至2019年12月，患者仍健在。

按：本案于2013年9月确诊为脑梗死合并左肾癌。这两种病，前者在先为"本"，后者相对为"标"。从病势而言，前者虽已半身不遂，但发展相对缓慢，暂无生命危险。而后者，既属恶性病变，其势迅猛，可迅即危及生命。其治疗，遵循"急则治其标，缓则治其本"之训，医者的注意力和药力当然应集中应对于肾癌的治疗。患者开始求诊于郑州时，西医暂置脑梗死于不顾，把肾癌的治疗作为重点，不失时机地予以手术治疗，这一思路和做法，毫无疑问是正确的选择。但遗憾的是，治疗效果不尽如人意，每次术后，癌灶不仅没有减小反而增大。患者对此治疗失去信心，无奈转求中医诊治。中医治疗恪守"以人为本"理念，把"扶正固本（养元气，健脾气，滋肾气，和胃气）"贯穿于治疗的始终，在扶正固本的前提下，清热气，通腑气，化痰气，祛湿气，凉血止血，解毒抗癌，软坚消瘤。如此标本兼顾，稳扎稳打，组方严谨，药切病机肯綮，又立足长远，轻剂（其细微粉剂，每日仅服10～15g）缓图，故疗效确切，生命已延长达6年之久。

九、骨癌

1. 肺癌术后骨转移案

刘某，男，82岁，河南省洛阳市解放路居民，2013年6月12日初诊。

患者2年前发现右肺鳞癌，2011年3月6日手术切除。3个月前出现腰、肋疼痛，经PET-CT检查，确诊为腰椎及胸肋骨转移，经多次放、化疗，因出现严重毒副作用，特转诊于中医。

刻诊：腰部及胸肋部持续疼痛，呈阵发性加重，甚时剧痛难忍，伴乏力、神疲；

胸部憋闷、呼吸不畅；食少，眠差；咽干，口苦；大便少而不畅。面色萎黄、憔悴；舌质紫暗，舌苔薄黄略腻；脉弦紧而数。我院 CT 检查提示：胸腔有少量积液。

辨证分析：本虚标实为其基本病机。本虚因毒邪内蕴日久，加之手术及放、化疗的先后伤害，正气严重受损，脾胃受伐，心君受扰，故乏力、神疲、食少、眠差。标实责之于癌毒侵及腰椎及胸肋，"安营扎寨"，脉络不通，加之痰湿胶结，阻滞气血，故腰腑及胸肋部位疼痛；气化受阻，水饮蓄积，故出现胸腔积液。

治予益气养元、健脾和胃、宁心安神以扶正固本；再予疏肝宽胸，化痰祛湿，活瘀通络，理气止痛，解毒抗癌等针对诸多标证。

处方：生黄芪 30 g，西洋参 10 g，玄参 13 g，柴胡 7 g，黄芩 10 g，清半夏 9 g，全瓜蒌 9 g，百合 30 g，远志 10 g，郁金 9 g，青皮 9 g，陈皮 9 g，延胡索 13 g，赤芍 30 g，白芍 30 g，白术 13 g，茯苓 30 g，猪苓 30 g，车前子 30 g（包煎），葶苈子 9 g，浙贝母 13 g，薏苡仁 13 g，砂仁 7 g（后下），焦三仙各 10 g，蜂房 9 g，白花蛇舌草 15 g，大枣 7 枚。每日 1 剂，水煎服。

2013 年 12 月 25 日诊：以上方为基本方，随证加减，连服 180 余剂，胸部憋闷及气短、呼吸不畅有所减轻，饮食增进，睡眠改善。昨日洛阳市中心医院 CT 片检查与初诊时 CT 片比较，胸腔积液较前明显减少；右侧胸膜局限性增厚；部分胸椎及肋骨改变，考虑骨转移。上述说明第一阶段以扶正固本为前提的治疗目标基本实现，患者体质增强，精神明显好转，再治在以上基础上，应逐步加大滋阴凉血、补肾壮骨、解毒抗癌、通络止痛之力。

处方：生黄芪 30 g，西洋参 10 g，玄参 13 g，白术 10 g，茯苓 30 g，猪苓 30 g，车前子 30 g（包煎），薏苡仁 13 g，葶苈子 10 g，郁金 9 g，浙贝母 13 g，制乳香 7 g，制没药 7 g，全蝎 7 g（鲜活者为佳，焙干，研粉冲服），蜈蚣 1 条，枇杷叶 9 g，栀子 9 g，延胡索 13 g，川芎 13 g，续断 13 g，狗脊 13 g，杜仲 13 g，山慈姑 10 g，白花蛇舌草 15 g，炒白芍 45 g，炙甘草 9 g，大枣 5 枚。每日 1 剂，水煎服。

2014 年 3 月 4 日诊：经上治疗，胸部憋闷及气短、呼吸不畅明显好转，腰、胸肋疼痛有所减轻，睡眠明显改善。近期饮食稍减，大便黏腻不畅。再治，在上方基础上，加调和脾胃及祛湿通腑之品。

处方：生黄芪 30 g，西洋参 10 g，白术 10 g，茯苓 30 g，猪苓 30 g，车前子 30 g（包煎），薏苡仁 13 g，砂仁 7 g（后下），杏仁 9 g，瓜蒌仁 9 g，枳实 7 g，焦三仙各 10 g，葶苈子 10 g，郁金 9 g，骨碎补 13 g，淫羊藿 13 g，制乳香 7 g，制没药

7 g，全蝎 7 g（鲜活者为佳，焙干，研粉冲服），蜈蚣 1 条，枇杷叶 9 g，栀子 9 g，延胡索 13 g，血竭 3 g，山慈姑 10 g，重楼 10 g，白花蛇舌草 15 g，炒白芍 45 g，炙甘草 9 g，大枣 5 枚。每日 1 剂，水煎服。

2014 年 9 月 7 日诊： 以上方为基础，随证加减，间断服药半年余，胸部憋闷及气短、呼吸不畅均消失，腰、胸肋疼痛明显减轻，精神状态全面好转，能自行活动。1 周前洛阳市中心医院 CT 复查证实胸腔积液已消失，腰椎及胸骨未见明显异常。遂予参麦饮与归脾汤、金匮肾气汤等融合化裁组方，续服调理巩固。

追访至 2015 年春节前夕，仍健在。

按：骨转移癌是癌瘤发展的严重阶段，预后严重不良，加之本案患者年逾八旬高龄，"天癸"竭绝，肾气亏虚，又曾经手术、放疗、化疗等治疗手段的多次伤伐，元气不足，正气受损，内在修复力、抵抗力、免疫力及生命力之低下可想而知。故其治疗，始终把养元气（药用生黄芪、西洋参等）放在首位，同时顾护脾胃（药用白术、砂仁、焦三仙等），以强气血生化之源；补肾壮骨（药用杜仲、淫羊藿、续断、狗脊等），以强生命之本。在扶正固本前提下，祛湿利水，宽胸宣肺（药用猪苓、茯苓、车前子、葶苈子、郁金、全瓜蒌等），针对胸腔积液；行气活瘀，通络止痛（药用川芎、延胡索、制乳没、全蝎、蜈蚣等），针对骨转移引起的腰椎及胸胁疼痛；化痰散结，解毒抗癌（药用玄参、浙贝母、陈皮、蜂房、白花蛇舌草、山慈姑、重楼等），针对骨之癌灶。如此，标本兼治，本而标之，谨守病机，循序渐进，在"和风细雨"的整体调理中，使正气逐步恢复，使体质逐渐增强，使病痛像"抽丝"样日日减少，最终获得显著疗效。

2. 骶骨肿瘤术后复发案

王某，男，41 岁，河南省洛阳市老城区居民，2014 年 5 月 7 日初诊。

患者 1 年前出现左下肢外侧疼痛并麻木，洛阳市某三甲医院 CT 检查提示：第 4 ～ 5 腰椎间盘突出，予脱水、激素、营养神经等治疗，无明显缓解。继就诊于洛阳某骨科医院，经肌电图及 MRI 检查，诊断为急性坐骨神经炎合并腰椎间盘突出症等，给予药物治疗后，仍无明显效果。2013 年 10 月 18 日转诊于唐都医院（现空军军医大学第二附属医院）。经系列有关检查，最后确诊为：左侧骶骨多形性肌源性肉瘤。经骶骨开口并取部分病变组织送冰冻活检，见其为髓样组织，病理回报为恶性病变。又经"微波灭活、病灶刮除重建术"，术后给予抗感染及对症支持处理，住院治疗

16天，病情一度缓解。3个月前感冒发热后，诸症复发加重，2014年3月20日驻洛部队某医院，64排CT平扫骨盆检查提示：骶骨左侧见骨质破坏区，边界模糊，病变向前形成软组织包块影。又经盆腔MRI扫描检查，诊断为骶骨左侧及周围组织包块形成，转移瘤可能性大。患者惧怕再次手术，决定转求中医诊治。

刻诊：左臀部至左足踝后外侧持续疼痛，坐姿或平卧时疼痛明显，受寒加重，甚则剧痛难忍，累及左腰及左胯，伴下肢麻木、僵硬，行走不便，乏力、神疲，纳差，大便黏腻不畅。面色晦暗憔悴；舌质暗红，舌面及舌边有瘀斑及瘀血点，舌苔薄黄略腻；脉沉、弦、紧。

辨证分析：癌毒潜伏日久，暗耗气血，破坏阴阳平衡，又经手术创伤，必正气受损，阳气虚弱；癌毒乘体虚之机，肆意滋长，并与痰瘀胶结成形，扎寨营垒，侵蚀周围组织，阻碍气血运行，故诸症作矣。

治疗原则：首先强调益气扶正，强体固本，在此前提下，化痰活瘀，温通经络，散结消瘤，解毒抗癌。

处方：生黄芪45g，党参13g，白术10g，茯苓30g，猪苓30g，薏苡仁13g，浙贝母13g，当归10g，川芎13g，熟地黄15g，炙麻黄7g，细辛4g，威灵仙13g，补骨脂10g，白芥子9g，透骨草10g，全蝎7g（鲜活者为佳，焙干，研粉冲服），蜈蚣2条，山慈姑10g，鹿衔草15g，生姜2片，葱白1段。每日1剂，水煎服。

2014年6月12日诊：宗上方，随证加减，连服月余，左下肢痛、麻均减轻，精神状态好转，随之食量增加，睡眠改善。刻诊：舌苔黄腻，口干稍苦，大便略干。鉴于内寒减弱，且有化热倾向，再治将上方中诸温热药去掉，酌加黄芩10g、栀子9g、知母9g、石斛15g、肉苁蓉20g、枳实7g，每日1剂，水煎服。

2014年7月7日诊：连服上方20余剂，左下肢麻、痛继续减轻，但出现脱肛之症。遂调以补中益气汤为主，重新组方。

处方：生黄芪45g，党参13g，白术10g，茯苓30g，柴胡9g，当归13g，升麻9g，玄参3g，浙贝母13g，生牡蛎13g（先煎），砂仁7g（后下），薏苡仁13g，续断10g，狗脊15g，威灵仙13g，土鳖虫5g，地龙13g，全蝎7g（鲜活者为佳，焙干，研粉冲服），山慈姑10g，透骨草13g，败酱草15g。每日1剂，水煎服。晚上将药渣再煎20分钟，加食盐适量，趁热坐浴半小时。

2014年7月23日诊：用上法、上药治疗半月余，脱肛已愈，再治回归"主题"，仍以首方为基础，酌情调整。

处方：生黄芪45 g，党参13 g，白术10 g，茯苓30 g，猪苓30 g，薏苡仁13 g，浙贝母13 g，当归10 g，川芎13 g，三七粉3 g（冲服），栀子9 g，熟地黄15 g，细辛4 g，鹿角胶粉5 g（冲服），威灵仙13 g，补骨脂10 g，透骨草10 g，全蝎7 g（鲜活者为佳，焙干，研粉冲服），蜈蚣2条，山慈姑10 g，鹿衔草15 g，白花蛇舌草20 g，生姜2片，葱白1段。每日1剂，水煎服。

以上方为基础，随证加减，间断服药半年余，诸症皆失，体质增强，饮食、睡眠各方面全面恢复健康状态。2015年1月重返工作岗位。

追访至2020年6月仍无恙。

按：本例症状以左臀部至左足踝后外侧持续疼痛为主，具有受寒加重的特点。针对正气不足、阳气虚弱，体质虚寒的病机本质，治疗首先立足益气扶正，强体固本，在此前提下，注重温通经络，再予散结消瘤、解毒抗癌。方予阳和汤为主化裁，服药月余，疼痛明显缓解，主要痛苦基本解除，其他症状均有减轻，说明对病机的分析正确而又精准，处方符合病机，药切病机肯綮，当然疗效卓卓。

三诊，虽疼痛基本消失，但又添脱肛之症。从"矛盾论"学说讲，在解决主要矛盾的同时，次要矛盾也不能忽视。对此，用补中益气汤为主（加减）组方内服，另用内服方药的药渣再煎，在煎液中加适量食盐，外洗肛部病灶，治之半月应时而愈。

待至四诊时，体质及抗力增强，精神进一步好转，治疗回归"主题"，紧扣基本病机，在益气扶正、强体固本前提下，增强软坚散结、解毒抗癌之力，同时化痰活瘀，通络止痛。如是，既解决主要矛盾，也不放过次要矛盾；主次分明，标本兼顾，精心组方，步步为营，使骨瘤顽疾终获痊愈。

十、鼻咽癌

李某，男，43岁，广东省广州市居民，2013年10月1日初诊。

自诉半年来经常头痛、鼻塞，曾按鼻窦炎治疗数月，未获显效，病情日渐加重，甚时呈胀裂样痛，累及眼眶、鼻腔及面颊。2013年2月21日就诊于中山大学附属肿瘤医院，经鼻腔镜检查，发现鼻腔内有一黄豆大小的肿瘤，肿瘤呈浸润性生长，结合临床及影像学检查资料，判定为涎腺源性肿瘤，考虑为腺样囊性癌。该院病理科病检：①（右上颌窦肿物大体）镜下：瘤细胞类圆形，形态大小较一致，呈筛状，腺样或实性巢状排列，筛孔腔内可见碱性黏液样物，部分巢内见坏死，肿瘤呈浸润性生长，诊断符合腺样囊性癌，侵犯骨组织及神经束，脉管内见癌栓。②（鼻腔筛窦组织）镜下：黏膜组织中见腺样囊性癌浸润。③（颅底斜坡组织）镜下：骨组织及增生的纤维组织中见腺样囊性癌浸润。据此，确诊为右上额窦癌和鼻咽癌不排除。因患者同时有心脏病多年，心肌缺血并频繁早搏，院方不敢贸然手术，先后经放、化疗数十次，头痛有所减轻，但白细胞数值急剧下降，精神、体质每况愈下，特转诊于余。

刻诊：乏力、神疲；纳呆、消瘦（身高 1.76 m，体重仅 52 kg）；头胀痛，伴昏闷不清；鼻塞，涕中夹带血丝；心悸，动则加重；睡眠欠佳；大便稀溏。面色萎黄，暗淡无光泽，目窠凹陷；舌质暗淡、乏津；脉沉细濡弱。

辨证分析：癌毒内蕴日久，耗伤阴津及正气，加之放、化疗对机体的进一步急剧损伤，致元气受损，气血双亏，心气虚弱，供血不足，脾胃不健，消化不及。

眼下治疗之策，应暂置癌瘤于不顾，当倾力消除放、化疗对机体的伤害为标、为急，以尽快恢复并增强体质为首要目标。鉴于此，确立第一阶段的治则为：培元气，扶正气，养心气，补血气，健脾气，和胃气，升清气，安神气。

处方：生黄芪 30 g，红参 10 g，麦冬 13 g，五味子 9 g，龙眼肉 7 g，远志 10 g，百合 25 g，葛根 30 g，川芎 13 g，当归 10 g，焦白术 15 g，砂仁 7 g（后下），焦三仙各 10 g，鸡内金 10 g，合欢皮 30 g，夜交藤 30 g，浮小麦 15 g，炙甘草 9 g。每日 1 剂，水煎服。

2014 年 1 月 6 日诊： 上方为宗，随证加减，连服近百剂，进食明显增加，乏力、心悸、头昏诸症明显减轻，睡眠及精神明显好转。鉴于体质全面恢复，正气得以增强，而后治疗在恪守"扶正固本，整体调理"基本理念的指导下，逐步加大解毒抗癌、软坚消瘤、祛邪治标的力度。

处方：生黄芪 30 g，太子参 13 g，玄参 13 g，麦冬 13 g，猪苓 30 g，辛夷 9 g，升麻 9 g，胆南星 9 g，郁金 9 g，黄芩 9 g，蜂房 9 g，蜈蚣 2 条，石菖蒲 15 g，浙贝母 15 g，生牡蛎（先煎）15 g，百合 15 g，薏苡仁 15 g，白花蛇舌草 20 g，鱼腥草 20 g，夏枯草 20 g，大枣 5 枚。每日 1 剂，水煎服。

2014 年 6 月 9 日诊： 以上方为基础，随证加减，当头痛剧烈时加川芎、白芷、全蝎；涕血较多时，加荆芥炭、生地黄炭、三七粉等；饮食欠佳时，加砂仁、焦三仙等。连续服药 150 余剂，头痛及头昏、胀闷、鼻塞明显好转，涕血明显减少，自我感觉空前良好。既获佳效，再治仍以上方为主，稍做调整。

处方：生黄芪 200 g，太子参 75 g，玄参 75 g，麦冬 75 g，石斛 75 g，猪苓

150 g，辛夷 50 g，陈皮 50 g，清半夏 50 g，升麻 50 g，胆南星 50 g，郁金 50 g，白芷 50 g，黄芩 50 g，蜂房 50 g，全蝎 35 g，蜈蚣 20 条，石菖蒲 75 g，浙贝母 75 g，生牡蛎 75 g，百合 75 g，薏苡仁 75 g，蒲公英 100 g，白花蛇舌草 100 g，鱼腥草 100 g，夏枯草 100 g。为省钱省事，上方药物混合一起，先经粉碎机打为粗粉，再在烘干箱中烘干，最后经超微粉碎加工成细微粉剂（此为 3 个月疗程量）。每日 10～15 g，一次性煎煮 10～15 分钟，其煎液分 2 次（上、下午各 1 次）饮服。

2014 年 10 月 17 日诊： 服上药 3 个月余，患者电话告知：诸症基本消失，体质恢复正常，要求继续服药，巩固疗效。遂如其所愿，按上方上法配药。

2015 年 3 月： 经鼻腔镜检查证实，癌灶已消失。患者电话告知：诸症基本消失，体质恢复正常！话音中听得出他无比的欣喜、兴奋和深切的感激之情。

此案追访至 2021 年 5 月 1 日，患者健在，一直从事商贸经营活动。

按： 本案初诊时，患者刚结束放、化疗不久，其严重的毒、副作用，尤其是对体质的无情摧残和损伤显而易见。依"标本辨证说"分析，从人体与所患之癌症而言，人体为本，所患癌症为标；就癌瘤所致病情与放疗、化疗的毒副作用及对体质的无情摧残和损伤而言，前者为本，后者为标。标本关系既明，遵"急则治其标，缓则治其本"之训，其治疗之策，毫无疑问，应暂置癌瘤于不顾，当倾力消除放、化疗对机体的伤害为标、为急。确定以尽快恢复并增强体质为首要目标。鉴于此，确立第一阶段的治则为：培元气，扶正气，养心气，补血气，健脾气，和胃气，升清气，安神气。由于对病情的分析精准，治疗决策正确，故"首战告捷"，经 3 个月的精心调理，体质逐渐恢复，达到了预期目的。

当体质基本恢复，元气增强，正气开始旺盛之时，不失时机地将"战争"转入"战略进攻"阶段（此即"用药如用兵"者是也）。其治在恪守扶正固本、整体调理基本理念的指导下，逐步加大祛邪治标、解毒抗癌、软坚消瘤的力度。如是，分期施治，明辨标本，急则治标，缓则治本，胸有成竹，有序推进，终使顽魔得降，病获痊愈。

十一、白血病

白血病案

昌某，女，36 岁，河南省洛阳市伊川县彭婆镇居民，2011 年 11 月 6 日初诊。

患者在深圳打工多年，半年前常觉乏力、气短、头晕、心悸，诸症活动后加重，伴低热，时有牙龈出血。深圳市某三甲医院经外周血常规及骨髓检查，确诊为急性髓细胞白血病未分化型（骨髓原始细胞＞30%），经化疗3个多月（用药不详），病情一度好转。3个月前自深圳返回洛阳的途中，因受凉感冒引起发热，致病情再次加重，又经解放军驻洛某医院治疗月余，疗效欠佳，特由他人推荐，转求中医诊治。

刻诊：乏力、低热，气短、心悸，头晕、眼昏，四肢无力，纳呆、腹胀，口干欲饮，大便溏而不爽。面色及口唇苍白，肢体皮肤可见散在出血点；舌质淡红，少苔；脉沉细无力。我院外周血常规检查：白细胞计数 38×10^9/L，白细胞分类可见原始和幼稚细胞；红细胞计数 2.3×10^{12}/L；血红蛋白 65 g/L。

辨证分析：劳作过度，耗气伤阴，气血两虚，内生之郁热与潜伏于内的毒邪相交相合，肆虐于内，致营卫失和，脏腑功能失调，则诸症作矣。

治当益气扶正，滋阴养血，健脾和胃，清热解肌，调和营卫，凉血解毒。

处方：生黄芪30 g，太子参13 g，玄参13 g，麦冬13 g，当归10 g，生地黄10 g，牡丹皮10 g，白术10 g，鸡内金10 g，焦三仙10 g，蒲公英13 g，连翘13 g，青蒿13 g，鳖甲（先煎）13 g，青黛9 g，大青叶15 g，白花蛇舌草15 g，白茅根30 g，生姜3片，大枣2枚。每日1剂，水煎服。

2012年1月3日诊： 上方加减，连服30余剂，低热渐退，食欲增进，乏力、腹胀、头晕均减轻。我院血常规检查：白细胞计数 18×10^9/L，红细胞计数 2.9×10^{12}/L，血红蛋白75 g/L。再治仍以益气扶正、滋阴养血、健脾和胃为主。

处方：生黄芪30 g，太子参13 g，玄参13 g，麦冬13 g，当归13 g，生地黄13 g，牡丹皮13 g，水牛角13 g，白术10 g，鸡内金10 g，焦三仙10 g，蒲公英13 g，连翘13 g，鳖甲13 g，赤小豆13 g，紫草9 g，青黛9 g，白花蛇舌草15 g，白茅根30 g。每日1剂，水煎服。

2012年7月16日诊： 上方为宗，随证加减，续服百余剂，低热未作，头晕消失，乏力、腹胀、眼昏、气短、心悸诸症明显减轻，精神明显好转。血常规检查：白细胞计数 7.9×10^9/L，红细胞计数 3.7×10^{12}/L，血红蛋白86 g/L。再治仍以上方为基础，去鳖甲、连翘、青黛，加阿胶粉5 g（冲服）、龙眼肉7 g、砂仁7 g（后下）、生姜2片、大枣3枚，每日1剂，水煎服。

2013年1月9日诊： 上方随证加减，间断服用近百剂，诸症消失，精神转佳，血常规检查，各项皆恢复正常。遂以归脾汤与六味地黄汤融合化裁，继服10剂巩固收尾。

追访至 2020 年 6 月得知，恢复正常工作（在洛阳市打工）多年，一直健康如常。

按：本虚标实乃本病基本病机。其本虚，主要责之于脾肾亏虚；标实，主要体现在热毒炽盛、耗伤血分。其治疗，应始终恪守"益气扶正，养元固本为纲；清热解毒，养血凉营为要"的原则。

"补"字当头，要有"虚不受补"之虑，要补之有度：若补气，参、芪用量不宜过大，以防气有余便为火之弊端。若补血，在病之初期，以当归、白芍、龙眼肉等为宜，慎用阿胶、熟地黄等，以防滋腻碍胃；病至恢复期，即便用阿胶、熟地黄，也要酌加砂仁、鸡内金、焦山楂等消导之品，以助运化，增强滋补效果。

祛邪方面（或清热，或解毒，或凉血），要慎用大苦大寒之品，以免损伤阳气。即使必须要用，亦应中病即止，不可大用、久用。而且必加生姜、大枣为佐，以减低其苦寒之性，以达调和阴阳之目的。

总之，治疗始终，要立足长远，轻剂缓图，和风细雨，稳中求效。如若不顾虚实，只图一时之快而滥用孟浪，攻伐无度，不但事与愿违，欲速则不达，而且会招致祸端，贻害无穷。

十二、乳腺癌

乳腺癌合并肝转移案

胡某，女，77 岁，河南省洛阳市老城区居民，2016 年 10 月 12 日初诊。

患者 2016 年 6 月发现右乳房腺癌合并肝转移，6 月 26 日洛阳市某三甲医院手术打开过程中，发现癌灶根基较深，深入胸膜，并与胸膜严重粘连，出于慎重考虑，未敢切割癌瘤，只好缝合刀口，关闭了之。继之，给予短暂化疗，因严重毒副作用，患者难以忍受而停止。休息调养月余，改用放疗，放疗前彩超检查提示：右乳房内可见大小约 4.8 cm×3.6 cm 的异常团块；右肝叶内可见大小约 2.7 cm×1.3 cm 的异常肿块。放疗进行 20 天左右，又引起放疗性炎症，致右乳肿痛，刀口处糜烂渗血、渗液，再次住院经西医抗菌消炎治疗，乳房肿胀好转，但刀口病灶仍糜烂渗血、渗液，特转诊于中医求治。

刻诊：乏力、神疲，纳差、腹胀，口干欲饮，刀口病灶灼热疼痛，肝区隐隐胀痛；大便干结不畅。面色萎黄晦暗；舌质紫暗，有多处瘀斑和瘀点，舌苔黄厚乏津；脉沉细濡弱。我院彩超检查提示：右乳房内肿块大小约 4.2 cm×2.8 cm；右肝叶内肿块大小约 2.9 cm×1.2 cm。

辨证分析：癌毒潜伏，与机体正气相搏日久，加之先后放、化疗的毒副作用，耗津伤阴，正气受损，体质虚弱可知；痰、瘀、热、毒，诸邪乘虚肆虐，胶结成形，盘踞乳部，威胁心肺，转移至肝，气机疏泄失常，一则气郁化热，灼伤脉络，二则脾胃不和，腑气不通，故诸症作矣。本虚标实为其基本病机。

治疗当益气养元，滋阴养血，健脾和胃，扶正强体，以固其本；同时清热化痰，理气活瘀，凉血止血，化腐生肌，敛疮止痛，解毒抗癌，以针对诸多标证。予标本兼治之剂。

内服方药：生黄芪 45 g，玄参 13 g，白术 10 g，茯苓 30 g，石斛 15 g，三七粉、阿胶粉各 3 g（冲服），蒲公英 15 g，紫花地丁 10 g，金银花 15 g，野菊花 10 g，栀子 9 g，陈皮 7 g，砂仁 7 g（后下），焦三仙各 9 g，浙贝母 10 g，柴胡 7 g，黄芩 13 g，清半夏 9 g，延胡索 13 g，白芷 9 g，白花蛇舌草 25 g。每日 1 剂，水煎服。

外用方药：①用内服药物之药渣再煎 30 分钟，在滤液中加适量食用盐，清洗疮面。②疮面得到清洗后，继用乔氏"化腐生肌油"滴剂（药物组成：莪术 9 g，白及 9 g，白芷 9 g，黄连 9 g，红升丹 3 g，轻粉 0.5 g，制乳香 0.5 g，制没药 0.5 g，白及 13 g，栀子 13 g，浙贝母 13 g，马齿苋 15 g，冰片 0.5 g，三七粉 2 g。加工方法：以上 3 倍量，总量约 100 g，经超微粉碎加工为细微粉剂，一次性加入烧至七成热的 500 g 芝麻香油中，边加入，边搅拌。如此制成可滴、可涂抹的油剂，每天滴入或涂抹于病灶内外处）。

2017 年 3 月 2 日诊：以上法、上药为主治疗 4 个月余，右乳肿胀及病灶渗血、渗液完全消失，伤口愈合，饮食增进，精神有所好转。刻诊：乏力，口苦，右胁及右上腹时时隐痛，伴腹胀，大便不畅；舌质紫暗，舌苔黄厚略腻；脉沉弦略数。其病机为：癌灶盘踞于右乳及肝部，阻碍气机疏泄，肝郁化热，则口苦；中焦气机升降失常，则腹胀，肠腑失于传导则大便不畅；气滞血瘀，少阳经脉不通则右胁疼痛。治宜益气扶正，疏肝柔肝，健脾和胃，化湿活瘀，通络止痛，通腑泻热，软坚消瘤，解毒抗癌。

处方：太子参 13 g，柴胡 9 g，黄芩 13 g，清半夏 9 g，白术 10 g，茯苓 30 g，薏苡仁 13 g，猪苓 30 g，玄参 10 g，浙贝母 13 g，鳖甲 15 g（先煎），三七粉 3 g（冲服），大黄 10 g（后下），枳实 7 g，石见穿 10 g，郁金 9 g，砂仁 7 g（后下），佛手 9 g，蒲公英 15 g，炒白芍 30 g，白花蛇舌草 25 g，炙甘草 7 g，赤小豆 15 g，白茅根 30 g。每日 1 剂，水煎服。

2017 年 7 月 9 日诊：以上方为基础，随证加减，连服 4 个月余，右胁疼痛明显好转，口苦及腹胀基本消失，大便较前通畅，精神进一步转佳。再治仍参照上方，加大软坚消瘤、解毒抗癌之力。

处方：生黄芪 25 g，太子参 13 g，玄参 13 g，柴胡 9 g，黄芩 13 g，清半夏 9 g，浙贝母 13 g，鳖甲 25 g（先煎），白术 10 g，陈皮 7 g，焦三仙各 9 g，石见穿 10 g，郁金 9 g，蒲公英 15 g，马齿苋 13 g，炒薏苡仁 13 g，半枝莲 10 g，白花蛇舌草 20 g，赤小豆 15 g，白茅根 30 g，生姜 3 片，大枣 5 枚。每日 1 剂，水煎服。

2017 年 12 月 13 日诊：上方随证加减，间断服用 5 个月余，诸症基本消失，精神明显好转。昨日彩超复查证实，右乳癌癌灶和肝癌癌灶，分别由初诊时的 4.2 cm×2.8 cm 和 2.9 cm×1.2 cm，缩小至 2.7 cm×1.9 cm 和 2.1 cm×0.6 cm。遂乘胜再战，击鼓勇进。后续治疗，为省钱省事，应患者要求，改汤剂为细微粉剂。

处方：生黄芪 200 g，太子参 75 g，玄参 75 g，柴胡 50 g，黄芩 75 g，清半夏 50 g，浙贝母 75 g，鳖甲 100 g，白术 50 g，猪苓 150 g，陈皮 35 g，焦三仙各 50 g，石见穿 50 g，郁金 50 g，佛手 50 g，蒲公英 75 g，马齿苋 75 g，蜂房 50 g，炒薏苡仁 75 g，半枝莲 50 g，白花蛇舌草 100 g，赤小豆 100 g，白茅根 120 g。每日 10 ~ 15 g，一次性加水 350 ~ 450 mL，煎煮 10 ~ 15 分钟，分 2 次（上、下午各 1 次）饮服。

坚持用上方、上法间断治疗至 2019 年 12 月，患者病情稳定，自我感觉良好，要求生活调养一段，特暂停药物治疗。追访至 2020 年 5 月 16 日，患者健在，而且能从事正常家务劳动。

按：该患者在接受中药治疗之前，曾经过短暂的化疗和放疗。放疗之后 B 超复查，乳内肿块有所缩小（由 4.8 cm×3.6 cm 转为 4.2 cm×2.8 cm），说明放疗对体表部位的癌瘤有一定疗效。但放疗毕竟属"战争"手段，既属"战争"所为，势必会"杀敌一千，自损八百"，其造成的正常组织的损伤及放疗性炎症，也会给患者带来较大痛苦。本案接诊后，首期治疗在益气养元、滋阴养血、健脾和胃、扶正强体，以固其本的同时，倾力清热化痰、理气活瘀、凉血止血、化腐生肌、敛疮止痛、解毒抗癌，针对放疗性炎症引起的乳房肿胀、表皮糜烂、渗血渗液、病灶疼痛等主要痛苦，耗时 4 个月余，才将诸多标证一一解除。"首战告捷"，给我们两个重要启示，一是"急则治其标，缓则治其本"的确是指导临床，并能遵而取胜的重要理念和原则；二是放疗性炎症治疗起来相当棘手，不可小觑，要认真对待，内外兼治，从长计议。

"首战告捷"后，当患者精神好转，体质壮实，正气充沛，抗力增强之时，乘胜而为，在药物中及时加大软坚消瘤、解毒抗癌之力。如是，因时制宜，分段施治，明辨标本，区分缓急，扶正固本，从长计议，通过近3年的整体调理，各种痛苦全部得以解除，两个癌瘤均明显缩小，一个集"两癌"于一身的老太太，在中医药的佑护下，其生存突破3年之久。

十三、卵巢癌、子宫癌、宫颈癌

1. 卵巢癌术后复发案

关某，女，广东省广州市居民，55岁，2004年1月15日初诊。

患者2002年3月发现卵巢癌，5月在广东省某医院行手术治疗。术后化疗3个月，至第4个月，出现明显毒副反应，且白细胞急剧下降，不得不停止化疗。2003年12月19日复查时，盆腔内发现两个癌灶，大者4.6 cm×3.7 cm、小者3.4 cm×2.8 cm，经病理切片检查证实黏膜组织中见鳞状细胞癌浸润。原手术医院诊断为"卵巢癌术后复发并盆腔转移"。因盆腔严重积液，难以施行手术，明确告诉家属：患者病情重笃，预计其生命最长3个月。患者惧怕化疗，遂转诊于中医。

刻诊：乏力，恶心、纳呆、腹胀，大便溏而不爽，时少腹疼痛。查见：肚脐右下方可见一拳头大小的包块，触之质硬，但无疼痛；舌质暗红、紫暗，舌苔黄腻；左脉沉滞，右脉沉而无力。

辨证分析：气虚、脾胃虚弱为本，邪毒内蕴、湿热下阻、气滞血瘀为标。

因正气严重受损，加之脾胃虚弱突出，故第一阶段治疗先以益气扶正、健脾和胃、固本为主，兼以清热化湿解毒、理气活瘀、软坚散结为辅。

处方：红参10 g，白术15 g，茯苓15 g，陈皮10 g，半夏9 g，藿香10 g，砂仁10 g（后下），山楂15 g，薏苡仁10 g，猪苓30 g，鳖甲30 g（先煎），山药15 g，浙贝母13 g，牡蛎15 g（先煎），半枝莲15 g，白花蛇舌草30 g。每日1剂，水煎服。

2004年4月21日诊：上方为宗，加减续服3个月余，精神明显好转，食量大增，腹胀显减，大便转调；白细胞升至$8×10^9$/L。现少腹部阵发性坠胀疼痛。鉴于正气渐复，下步治疗，在扶正固本同时加大祛邪力度。

处方：生黄芪20 g，太子参15 g，玄参15 g，白术10 g，猪苓30 g，山楂10 g，砂仁9g（后下），鳖甲30g（先煎），浙贝母15g，莪术7g，薏苡仁10g，全蝎8g（鲜活者为佳，焙干，研粉冲服），蒲黄6g（布包），五灵脂6g，蜈蚣1条（焙干，研粉冲服），海藻15g，半枝莲15g，生牡蛎15g（先煎），白花蛇舌草30g，生姜2片，大枣5枚。每日1剂，水煎服。

2006年10月17日诊： 上方为宗加减续服2年余，少腹痛失，精神完全恢复正常。遂以本方为主，数倍用量，经超微粉碎成极细面，装胶囊，每服6粒，每日3次口服。

2011年3月22日诊： 上药为主，连续服用4年多，其间若出现明显不适，配以汤剂对症处理。2011年2月到原手术医院经CT复查：盆腔内复发之癌瘤较前明显缩小，亦未见盆腔积液。患者自我感觉良好。鉴于盆腔积液已完全消退，癌毒邪气之锐气严重受挫、衰减，复发之癌瘤较前明显缩小，建议不失时机地将其手术切除。

2011年5月19日诊： 患者接受余之建议，于2011年5月3日到广东省某医院再次手术，术后经短暂化疗，出现严重毒副反应，遂终止化疗，远程求诊于余。刻诊：乏力、神疲、口干、纳呆、恶心、腹胀、少腹疼痛，大便不畅。证属气阴两伤，脾胃不和，血瘀内阻，腑气失调。治宜益气养阴，健脾和胃，活血化瘀，通降腑气。拟下方（通过手机短信发出）供参考。

处方：炙黄芪15g，西洋参10g，麦冬13g，五味子9g，白术10g，茯苓30g，砂仁9g（后下），石斛15g，三七粉5g（冲服），当归12g，杏仁9g，红花10g，蒲黄7g（包煎），五灵脂7g，厚朴15g，火麻仁10g，肉苁蓉15g，沉香3g（研粉冲服）。每日1剂，水煎服。

2个月后追访，患者连续服上方30余剂，诸症消失。连续追访至2016年1月，仍健在无恙。

按： 该患者原发卵巢癌，经手术后不足10个月发现复发转移，到原手术医院复诊时，因盆腔严重积液，无法再次手术，原主刀医生根据当时病情，判断患者生命难以突破3个月，无奈之下，转求中医保守治疗。余接诊后，分析其病机为本虚标实：气虚、脾胃虚弱为本，邪毒内蕴、湿热下阻、气滞血瘀为标。治疗：因正气严重受损，加之脾胃虚弱突出，故第一阶段治疗先以益气扶正、健脾和胃，固本为主，兼以清热化湿解毒、理气活瘀、软坚散结为辅。连续用药3个月余，正气渐复，精神好转，饮食大增，腹胀显减，"首战告捷"。第二阶段的治疗，在选用生黄芪、太子参益气，用白术健脾，用砂仁、山楂和胃，共奏扶正固本之效的同时，加大祛邪力度。用玄参、

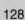

浙贝母、生牡蛎，配以鳖甲、海藻、莪术等化痰、软坚、散结以消瘤；用猪苓配薏苡仁以祛湿；用蜈蚣、全蝎旨在"以毒攻毒"，用半枝莲、白花蛇舌草等清热解毒；用蒲黄、五灵脂以活瘀止痛。如是扶正固本，标本兼治，连续用药至2011年，盆腔积液终于完全消失、盆腔内癌瘤明显缩小，病情发生了根本性好转。其间到原手术医院检查时，原主刀医生看到该患者不但还活着，而且活得这么好，惊讶地连连称赞："简直是奇迹！"

本案治疗的可贵之处，在于当患者病情取得根本性好转时，打破专业的门户之见，不失时机地建议患者再次手术。而后的实践证明，这个建议十分可行，且完全必要。

2. 卵巢癌术后腹腔淋巴转移

宋某，女，40岁，河南省洛阳市伊川县居民，2014年8月17日初诊。

患者4年前发现卵巢癌，2011年3月6日将卵巢及子宫全部切除，术后经生活调养，身体状况一度良好。4个月前出现少腹疼痛，呈阵发性加重，原手术医院CT检查，发现腹腔内"多处淋巴结异常肿大"，腹主动脉旁之淋巴结肿大尤其明显，其癌胚抗原数值高于正常值4倍之多，诊断为"不排除卵巢癌术后腹腔淋巴转移"，建议手术遭拒，经化疗3个疗程，未获显效。特转诊于余，要求中医保守治疗。

刻诊：乏力、身困，纳呆、胁撑、腹部胀满、口苦、大便黏腻不爽；少腹部憋胀疼痛，时而剧痛难忍；因心理压力过大，情绪焦躁不安，睡眠欠佳。诊见精神恍惚，面无血色；舌质紫暗，舌苔黄厚滑腻；脉弦滑、紧数；腹部触痛明显，肚脐周围压痛尤甚。

辨证分析：正气虚弱，内伏之癌毒与湿热胶结，乘机肆虐，致气机逆乱，影响脾胃运化，扰及心君神明，整体阴阳失衡。

治宜：益气扶正，疏肝理气，健脾和胃，养心安神，清热解毒，活瘀止痛，散结消瘤。

处方：生黄芪30g，太子参13g，玄参13g，柴胡9g，黄芩13g，清半夏9g，郁金9g，枳壳9g，白术10g，茯苓30g，薏苡仁13g，莪术10g，炒蒲黄7g（包煎），五灵脂7g，浙贝母13g，生牡蛎15g（先煎），百合30g，远志10g，焦三仙各9g，大黄10g（后下），乌药9g，香附13g，蒲公英15g，败酱草13g，白花蛇舌草20g，炒白芍30g，炙甘草9g，生姜2片，大枣3枚。每日1剂，水煎服。

另嘱：用新鲜马齿苋一把，经煎煮20分钟，捞出，用纱布松松包住，再将纱布包平摊于脐腹部，热敷痛处，每天1～2次。

2014 年 11 月 19 日诊： 以上方、上法为主，随证加减，治疗 3 个月，腹痛明显减轻，饮食增加，睡眠改善，情绪渐趋平和。现头晕、头胀、手麻较为突出。再治，在针对腹腔淋巴肿瘤的同时，兼以补肾通督，升清荣脑，活瘀通脉。

处方：生黄芪 30 g，玄参 13 g，葛根 30 g，丹参 13 g，川芎 10 g，熟地黄 13 g，柴胡 9 g，黄芩 13 g，清半夏 9 g，三七粉 3 g（冲服），郁金 9 g，秦艽 10 g，茯苓 30 g，莪术 10 g，薏苡仁 13 g，猪苓 30 g，浙贝母 13 g，生牡蛎 15 g（先煎），百合 30 g，远志 10 g，焦三仙各 9 g，香附 13 g，蒲公英 15 g，马齿苋 13 g，败酱草 13 g，白花蛇舌草 20 g。每日 1 剂，水煎服。另马齿苋外用法同上。

2015 年 2 月 9 日诊： 上方为宗，其间根据病情稍有加减，连服 40 余剂，自觉头晕、头胀明显好转，睡眠转佳，手麻症状明显减轻，现少腹部稍有疼痛。经详细询问，判断其手麻及头晕、头胀诸症与平时躺在床上玩手机时间过长有关，劝其立即改变这一不良习惯。再治用药，仍应集中"火力"，针对腹腔淋巴瘤之"的"。

处方：生黄芪 200 g，太子参 50 g，丹参 50 g，玄参 50 g，柴胡 50 g，黄芩 75 g，清半夏 50 g，郁金 50 g，白术 50 g，茯苓 150 g，薏苡仁 75 g，猪苓 150 g，浙贝母 75 g，鳖甲 75 g，生牡蛎 75 g，砂仁 35 g，焦三仙各 50 g，大黄 50 g（后下），乌药 9 g，香附 50 g，蒲公英 75 g，马齿苋 75 g，败酱草 50 g，白花蛇舌草 75 g，炒白芍 150 g，炙甘草 50 g。按药方用量，遵既定程序，加工成细微剂，每日 10～15 g，加入盛 300～400 mL 水的电热壶或小奶锅中，一次性煎煮 10～15 分钟，分 2 次（上、下午各 1 次）口服。另马齿苋外用法同上。

2015 年 11 月 7 日诊： 连服 3 个疗程（3 个月为一疗程），诸症皆失，能吃能睡，神清气爽，CT 复查证实，腹腔内淋巴结未见明显异常。应患者要求，继续按上方、上法，加工成细微粉剂，坚持服药，以防复发。

追访至 2021 年 5 月，健康如常，已恢复正常家务劳动。

按： 本案于卵巢癌术后 3 年时，发现腹腔淋巴转移。余接诊时，患者除具有"癌因性疲乏"诸症外，病情以腹部疼痛为主。首诊治疗，针对"癌性疲乏"，注重益气扶正，健脾和胃，养心安神，补肾荣脑，旨在强身固本；同时，疏肝理气，活瘀止痛，以解决病者的主要痛苦。如法治疗 3 个月，即获显效：腹部疼痛明显缓解，饮食增加，睡眠改善，达到预期目的。针对淋巴结瘤，乃由痰、热、瘀、毒结聚而为的病理特点，治疗始终都把清热、解毒、化痰、活瘀作为重中之重，以达解毒抗癌、散结消瘤之终极目的。

坚持治疗 1 年多，腹内多处肿大淋巴结完全消失，患者各种痛苦完全解除。追访至 2020 年 12 月，健康如常，恢复正常家务劳动。

终极目标之所以实现，其中值得总结的经验是：从大处说，识病辨证精准，治疗思路清晰，用药切合病机，无疑是决定确切疗效的根本；从"细微之处见真功""细节决定成败"方面讲，用马齿苋煎煮趁热外敷，内外兼治，里外夹击，是否可认为是提高疗效、促使痊愈的得力措施呢？值得在今后实践中进一步观察和探讨。

3. 卵巢肿瘤术后盆腔转移并反复复发案

张某，女，71 岁，河南省三门峡市陕县（现陕州区）居民，2012 年 5 月 15 日初诊。

1 年前发现卵巢肿瘤，保守治疗至 2012 年 4 月 17 日，因瘤体破裂致腹部剧烈疼痛，急赴三门峡市医院做手术治疗，术后病检确诊为黏液性囊腺瘤。手术治疗后，因破裂的腺瘤在盆腔中撒下了复发的"草籽"，术后不足 1 个月，腹部疼痛又作，遂转求中医诊治。

刻诊：少腹部持续疼痛，阵发性加重，伴乏力、神疲，纳呆，眠差，大便不畅。B 超检查提示：盆腔有一大小约 5.3 cm×3.3 cm 质地不均匀的低回声包块，外形欠规整。面色苍白、憔悴；舌质紫暗，舌苔黄厚略腻；脉沉弱。

辨证分析：癌毒内伏，加之手术不久，正气受损，气血两亏，心脾两虚为本；湿热内蕴，纳化失职，神不守舍，腑气不通为标。

治宜益气补血，健脾和胃，养心安神，以扶正固本；清热化湿，软坚消瘤，理气通腑，活瘀止痛治其标。

处方：生黄芪 30 g，太子参 13 g，当归 13 g，白术 10 g，茯苓 30 g，砂仁 7 g（后下），焦三仙各 10 g，猪苓 30 g，车前子 30 g（包煎），薏苡仁 15 g，浙贝母 13 g，生牡蛎 13 g（先煎），百合 30 g，远志 10 g，合欢皮 30 g，乌药 9 g，香附 13 g，三七粉 3 g（冲服），炒白芍 45 g，白花蛇舌草 20 g，炙甘草 9 g。每日 1 剂，水煎服。

2012 年 6 月 15 日诊：连服上方 30 剂，腹痛渐消，饮食增加，睡眠转佳，精神明显好转。B 超复查提示：盆腔肿瘤减小至 3.9 cm×2 cm。既获显效，再治仍宗原方，稍加调整。

处方：生黄芪 30 g，太子参 13 g，当归 13 g，白术 10 g，茯苓 30 g，砂仁 7 g（后下），焦三仙各 10 g，猪苓 30 g，车前子 30 g（包煎），薏苡仁 15 g，浙贝母 13 g，生牡蛎 13 g（先煎），百合 30 g，蒲公英 15 g，马齿苋 13 g，白花蛇舌草 20 g，炙甘草 9 g。每日 1 剂，水煎服。

2012 年 8 月 15 日诊：以上方为基础，随证加减，连服 2 个月，诸症皆失。B 超复查证实，盆腔内肿瘤全部消失。遂以当归补血汤与香砂六君子汤融合化裁组方，继续调理。

2015 年 1 月 4 日诊：1 周前 B 超复查显示：盆腔内有一大小约 5.1 cm×3.0 cm 的囊性回声，并见 3.4 cm 的腹腔积液。刻诊：食欲正常，精神尚可，唯少腹部稍觉坠胀疼痛；舌质暗淡，有瘀斑，舌苔薄黄，略腻；脉沉无力。治在益气扶正、固本强体前提下，健脾祛湿，化痰活瘀，软坚消瘤，解毒抗癌。

处方：生黄芪 30 g，太子参 13 g，当归 13 g，白术 10 g，茯苓 30 g，砂仁 7 g（后下），猪苓 30 g，车前子 30 g（包煎），薏苡仁 15 g，浙贝母 13 g，生牡蛎 13 g（先煎），蒲公英 15 g，马齿苋 13 g，白花蛇舌草 20 g，炙甘草 9 g。每日 1 剂，水煎服。

2015 年 3 月 12 日诊：上方出入，随证加减，续服 2 个月余，B 超证实盆腔内囊肿及积液全部消失。治疗仍按上方继服。

上方间断续服至 2021 年，患者病情稳定，5 月 1 日追访，各方面状况良好。

按：本案由于瘤体在体内自行破裂，迫不得已而手术。术后对摘出的瘤体做病理切片检测，确诊为黏液性囊腺瘤。又因自行破裂，使癌细胞像"草籽"一样散落于盆腔之中，手术只能摘除其成形的瘤体，而难以除尽所有散落于盆腔中的"草籽"，这就埋下了从此反复复发的"种子"。

对于年逾七旬的老人，面对肿瘤的反复复发，应怎样选择正确的治疗手段？患者的女儿，将其母亲的病例通过网络传到了"好大夫在线"等医疗网站，每天一下班就上网查询，有时查到晚上两点多。功夫不负有心人，最后找到我，决定采用中医途径进行治疗。

事实证明患者的选择是正确的。经中医扶正固本前提下的辨证施治和整体调理，首次复发，用药 1 个月即获显效。二次复发，用药 2 个月即治愈，取得了"复发→治愈，再复发→再治愈"，在"兵不血刃"，不造成任何伤害，不添加任何痛苦中，最终彻底治愈！若选择手术手段，势必像开拉锁那样，反复打开，反复"暴力"，反复伤害，其后果可想而知。

4. 子宫颈腺癌案

梁某，女，57岁，广东省潮州市人，常住广州，2010年5月16日初诊。

患者半年前曾阴道不规则出血，未予足够重视，2个月前出现少腹及会阴疼痛，经广州多家医院检查，确诊为"子宫颈腺癌晚期"，因错过手术治疗时机，医院建议保守治疗。曾求诊于某部队医院，经放疗2个月余，效果欠佳，且增发冷发热、纳差恶心等诸多不良反应，全身状况急剧下降，不得不终止放疗，经治医师认为病情极为严重，"患者生命难以熬过数月"。患者家属万般无奈之下，邀余飞赴广州为其诊治。

刻诊：乏力、神疲，发冷、发热，纳差恶心，少腹坠胀疼痛，影响睡眠。检查：少腹部偏左脐下可视、可触及圆形凸起肿块，质地坚硬，触之疼痛。舌质暗红，有瘀血点；脉沉弱而滞。

辨证分析：患病日久，加之放疗损伤，正气虚馁可知；毒邪内蕴，与痰瘀胶结一体，形成瘤体，盘踞于下焦少腹，阻滞气血流通，加之肝气郁滞，少阳郁热，脾胃失调，气机升降失常，故诸症作矣。

治疗第一步，应以益气扶正、健脾养胃、和解少阳、清热退烧、化痰活瘀、理气止痛为重点，兼以解毒抗癌、软坚消瘤。

内服方：生黄芪15g，太子参13g，白术15g，柴胡13g，黄芩9g，姜半夏9g，陈皮9g，葛根30g，砂仁9g，焦三仙各13g，猪苓30g，浙贝母15g，鳖甲15g（先煎），薏苡仁10g，香附15g，蒲黄7g（包煎），莪术9g，山慈姑10g，白花蛇舌草30g，白芍30g，炙甘草9g。每日1剂，水煎服。

外用方：猪苓30g，薏苡仁15g，莪术15g，半枝莲15g，生牡蛎15g，白芷9g，紫花地丁15g，肿节风15g，海藻15g，雄黄0.5g（单包，待他药煎好后投入）。每日1剂，水煎至60mL，阴道灌注。

2010年6月17日诊： 经上治疗1个月，发热、发冷及恶心渐止，饮食显增，少腹疼痛减轻，精神好转，患者对进一步治疗充满了信心。再治仍以益气扶正、健脾和胃、解毒祛邪、理气止痛为主，兼以软坚散结、抗癌消瘤。

内服方：生黄芪15g，太子参13g，玄参15g，柴胡9g，黄芩9g，姜半夏9g，砂仁9g（后下），焦三仙各13g，浙贝母13g，鳖甲15g（先煎），生牡蛎15g（先煎），猪苓30g，莪术9g，薏苡仁10g，乌药9g，生蒲黄7g（包煎），制乳香7g，制没药7g，延胡索15g，蒲公英15g，马齿苋13g，半枝莲10g，白花蛇舌草30g，白芍45g，炙甘草9g，大枣5枚。每日1剂，水煎服。外用药同前。

2010年9月28日诊：上方为宗，加减续服百余剂，其间不断有烂肉样东西从阴道排出，少腹疼痛曾短暂加重，后逐渐减轻。意想不到的是，少腹部可视可触的凸起肿块明显软缩，患者信心倍增。再治仍宗上方化裁。

内服方：生黄芪25g，太子参13g，柴胡9g，黄芩9g，半夏9g，白术13g，砂仁9g（后下），焦三仙各9g，浙贝母15g，生牡蛎15g（先煎），穿山甲7g（研粉冲服），猪苓30g，薏苡仁13g，莪术9g，乌药9g，生蒲黄7g（包煎），制乳香7g，制没药7g，紫花地丁9g，山慈姑15g，败酱草15g，鱼腥草13g，白花蛇舌草30g。外用药同前。

2011年4月13日诊：上方为宗，稍事出入，连续服用半年余，少腹部肿块变软变平，阴道出血及排出物亦随之消失，少腹疼痛基本停止，饮食、睡眠均恢复正常。当日到患者家中出诊时见患者又说又笑，精神焕发，与初诊时相比判若两人。鉴于疼痛基本消失，肿块明显缩小，调方如下。

处方：生黄芪25g，太子参13g，玄参13g，柴胡9g，黄芩9g，半夏9g，白术10g，猪苓30g，浙贝母15g，鳖甲15g（先煎），薏苡仁9g，砂仁9g，紫花地丁9g，佛手9g，蒲公英15g，马齿苋15g，山慈姑15g，半枝莲10g，白花蛇舌草30g，生姜2片，大枣5枚。

遵前述治则，宗以上方药，随证加减，坚持治疗半年余，病情一直稳定。2012年3月患者返回老家居住，治疗因此中断。

后追访得知：2012年8月因生气腹部疼痛复发加重，遂又住进当地某肿瘤医院，入院磁共振成像检查证实原发癌灶较前明显缩小，盆腔内发现少量积液，经化疗2个月后，饮食难下，严重贫血，最后多脏器衰竭，于2012年11月离世。

按：本案系经广州多家医院检查确诊的"子宫颈腺癌晚期"患者。西医经治医师认为病情极为严重，"患者生命难以熬过数月"，其病情之重笃显而易见。

中医首诊时，根据主诉及舌脉，在深入、缜密分析其病机的基础上，恪守"扶正固本，整体调理""明辨标本，区分缓急"的基本理念，首诊治疗先以益气扶正、健脾养胃、和解少阳、清热退烧、化痰活瘀、理气止痛为主，兼以解毒抗癌、软坚消瘤的治疗原则。采取中药口服与中药局部（针对病灶）灌洗同时并用，内外兼治之法。内服药中，用生黄芪、太子参益气扶正；白术配以薏苡仁、猪苓健脾运湿，以绝痰源；姜半夏、陈皮化痰止呕，配以砂仁、焦三仙和中养胃；柴胡、黄芩、姜半夏相伍，取小柴胡汤疏肝清热，和解少阳之功；柴胡与葛根相配，有解肌退热之能；蒲黄与莪术，配以香附，活瘀理气止痛；白芍配以炙甘草，善解痉止痛；山慈姑、白花蛇舌草等皆解毒抗癌之品。按以上治则及方药，尤其是中药内服与局部灌洗相结合，内外兼治，双管齐下，治疗1个月，热退痛减，呕止食增，精神好转，可谓"首战告捷"。第一阶段针对放疗的副作用，减轻病痛，增强体质的治疗目标基本达到。而后治疗仍恪守"扶正固本，整体调理""明辨标本，区分缓急"的基本理念，在正气逐渐得到恢复的前提下，逐步加大解毒抗癌、散结消瘤的力度，轻剂缓图，稳扎稳打，最终使瘤体明显缩小，各种标证基本消失，患者恢复生活自理。

本案带瘤生存突破2年有余，在癌症治疗中堪称成功案例。遗憾的是患者返回老家后中断了中医的继续治疗，最后因过度化疗而逝。

5. 宫颈癌案

张某，女，67岁，河南省洛阳市某军工厂退休职工，2017年11月28日初诊。

该患者2016年4月始出现间断性阴道出血，曾经中西医治疗未获显效，5月经解放军某医院磁共振成像检查确诊为宫颈癌，报告单显示癌灶面积为5.3 cm×7.8 cm，约鹅卵大小。因其所处位置特殊，不宜手术治疗，经放、化疗治疗数十次，原发癌灶减小为2.3 cm×2.7 cm，但又导致放疗性直肠炎和盆腔炎；且由于癌灶的侵蚀，加之放疗的直接灼伤，引起阴道及直肠局部被蚀烂穿孔，继而出现大便从阴道中漏出，粪中可见鲜红色血液，夹带血块。患者自觉少腹部阵发性绞痛或坠胀刺痛，放射肛门周围。乏力，神疲，食欲不振，大便秘结。诊见明显痛苦病容；舌质暗淡，舌苔黄而腻；脉沉细微，略数；腹部触诊压痛明显。肛门周围触及多个花生米大小的硬结，表面呈菜花状。

辨证分析：癌毒内蕴，损伤正气，加之放、化疗对气血、脾胃的进一步损伤，气血两虚可知。其总的病机应为本虚标实。其本虚，主要责之于元气不足，正气受损，抵抗力低下，脾虚和血虚；其标实表现为：癌毒内蕴，化热内灼，伤及血络，加之气虚不能摄血，脾虚不能统血，故大便不走常道而肆意漏下。由于失血日久，又进一步导致血虚和气虚，如此形成恶性循环。

治疗应首先培元扶正，健脾养血，同时清热解毒，通腑泄浊，凉血止血，兼以软坚散结。

内服方：生黄芪45 g，西洋参10 g，白术10 g，茯苓30 g，猪苓30 g，炒薏苡仁13 g，生地黄炭13 g，荆芥炭13 g，蒲公英13 g，三七粉3 g（冲服），枳实5 g，浙贝母 9 g，白及 9 g，制大黄 9 g，生牡蛎 15 g，炒槐花 15 g，败酱草 15 g，仙鹤草 15 g，白花蛇舌草 15 g，大枣 5 枚。每日 1 剂，水煎服。

外用方：莪术、白及、白芷各 9 g，黄连、重楼、栀子、浙贝母各 13 g，马齿苋 15 g，冰片 0.5 g，三七粉 2 g。以上 3 倍量，经超微粉碎加工为细微粉剂，一次性加入烧至七成热的 500 g 芝麻香油中，边加入，边搅拌。如此制成可滴、可涂抹的油剂，每天滴入肛内数滴，同时外涂肛周病灶。

2018 年 1 月 13 日诊：上方为宗，据证加减，连续服用 40 余剂，配合特制的油剂外用，精神明显好转，饮食渐增，肛周疼痛明显减轻，下血量减少，大便较前通畅。再治仍遵上法、上方加减。

处方：生黄芪 30 g，西洋参 10 g，玄参 13 g，柴胡 7 g，黄芩 10 g，姜半夏 9 g，浙贝母 13 g，猪苓 30 g，炒薏苡仁 15 g，车前子 25 g（包煎），蒲公英 15 g，马齿苋 10 g，荆芥炭 13 g，生地黄炭 13 g，仙鹤草 15 g，白花蛇舌草 20 g，香附 13 g，炒白芍 45 g，炙甘草 9 g，大枣 7 枚。每日 1 剂，水煎服。外用药同上方上法。

2018 年 4 月 7 日诊：上方、上法为宗，连续治疗近 3 个月，精神转佳，少腹部疼痛明显减轻，阴道下血明显减少。治仍宗上方出入。

处方：生黄芪 45 g，太子参 13 g，麦冬 13 g，茯苓 30 g，猪苓 30 g，炒薏苡仁 15 g，车前子 25 g（包煎），莪术 10 g，砂仁 7 g，马齿苋 10 g，蒲公英 15 g，鱼腥草 15 g，白花蛇舌草 20 g，赤小豆 13 g，白茅根 30 g。每日 1 剂，水煎服。外用药物同前。

2018 年 12 月 22 日诊：上方加减出入，间断服用 160 余剂，少腹疼痛基本消失，饮食大增，阴道下血渐止，CT 及妇科手指触诊检查证实宫颈肿瘤基本消失。来诊时不用搀扶，谈笑风生，精神状态与前判若两人，唯大便中偶尔夹带血丝。予益气扶正、健脾和胃、养血止血、解毒抗癌之剂。

处方：生黄芪 45 g，太子参 13 g，白术 10 g，茯苓 30 g，当归 10 g，炒薏苡仁 15 g，砂仁 7 g，阿胶粉 4 g（冲服），马齿苋 10 g，蒲公英 15 g，鱼腥草 15 g，仙鹤草 15 g，白花蛇舌草 20 g，赤小豆 13 g，白茅根 30 g。每日 1 剂，水煎服。

上方为宗，间断续服 50 余剂，诸症皆失。2020 年 12 月 31 日电话随访，患者已恢复正常家务劳动。追访至 2021 年 5 月，健康如常。

按：本案对病情的把握比较到位，对病机的分析尤其精准。在此基础上，针对病情和病机，正确地确立培元扶正、健脾养血、清热解毒、通腑泄浊、凉血止血，兼以软坚散结的治则、治法。方用生黄芪、西洋参补气养元；白术、茯苓健脾，增强气

乔振纲老中医治癌经验

血化源；当归、阿胶养血。以上共奏扶正固本之功。用猪苓、炒薏苡仁化痰除湿，配以浙贝母、生牡蛎软坚散结；蒲公英、败酱草、白花蛇舌草、马齿苋、鱼腥草等清热解毒；生地黄炭、荆芥炭、白及、炒槐花、制大黄、仙鹤草、三七粉等敛疮止血；赤小豆、白茅根清热凉血，以利止血。妙在以炒槐花、制大黄、枳实通腑泄浊，清洁肠道，有利于敛疮止血。以上皆祛邪治标之用。

此案病情的麻烦之处在于：由于癌灶的侵蚀，加之放疗的直接灼伤，引起阴道局部被蚀烂与直肠穿通，继而出现大便从阴道中漏出，粪中可见鲜红色血液，并引起少腹部阵发性绞痛或坠胀刺痛。阴道和肠道下血及少腹剧痛是患者的主要病状和主要痛苦，如果说正气内虚为本案病之"本"，癌灶为病之"标"，那么此案的下血和少腹剧痛则是"标"中之"标"。遵"急则治其标"之训，治疗中应针对这两个症状，倾心而为，除内服剂中集中药力健脾摄血、清热通腑、凉血止血外，另特配敛疮止血外用油剂，每天滴入肛内数滴，同时外涂肛周病灶。如此内外合力，可谓抓住关键，措施得力，故取效明显。

6. 宫颈癌案

王某，女，70岁，河南省洛阳市老城区居民，2016年12月16日初诊。

患者半年前出现阴道不规则出血，经中西医治疗未获显效。8月3日，河南科技大学第一附属医院通过阴道镜检查和病理切片检查确诊为宫颈癌。患者当时贫血严重，加之体质和心功能均欠佳，只能放弃手术。经放、化疗治疗3个月余，不仅癌灶大小未减，而且又增放疗性肠炎病症，特转诊于中医。

刻诊：直肠及阴道下血，淋漓不断；少腹部持续坠胀、疼痛，放射至肛部；乏力、头昏、神疲、懒言、纳差、腹胀，下肢困软。形体消瘦，面容憔悴，面色及眼睑苍白；舌质暗淡、有少许裂纹；脉沉细、濡弱。

辨证分析：癌毒内蕴，肆虐日久，损脾伤胃，暗耗气血，致气血两亏，体质虚弱，乃本病病机之本；癌灶盘踞，侵蚀周围组织，加之放疗灼伤相关部位之脉络，致阴道、直肠下血不止，少腹疼痛不休，为病情之标。

其治疗在扶正固本（益气固元，健脾和胃，滋阴养血）的基础上，着重摄血止血，凉血止痛，针对造成主要痛苦的诸多标证。

内服方：生黄芪45 g，太子参13 g，焦白术15 g，石斛15 g，茯苓30 g，鸡内金9 g，砂仁9 g，焦三仙9 g，当归10 g，枸杞子10 g，生地黄炭10 g，荆芥炭10 g，牡丹皮 10 g，三七粉 5 g（冲服），阿胶粉 5 g（冲服），玄参 13 g，浙贝母 13 g，马齿苋 25 g，仙鹤草 25 g，白花蛇舌草 25 g，炒白芍 45 g，炙甘草 9 g，赤小豆 15 g，白茅根 30 g，大枣 7 枚。每日 1 剂，水煎服。

灌肠方：云南白药 1 g，白及 13 g，海螵蛸 10 g，栀子 9 g，白芷 9 g，炒白芍 30 g，马齿苋 15 g，仙鹤草 15 g。每日 1 剂，水煎至 100 ～ 150 mL，每天保留灌肠 1 次。

2017 年 3 月 31 日诊：以上法、上方为基础，其间随证加减，连续服用百余剂，直肠及阴道出血量均减少，少腹疼痛有所减轻，食量增加，乏力、头昏、下肢困软等诸症均有改善，精神逐日好转。既有所效，仍宗前法，内服药照首方不变，外用灌肠剂在首方基础上加冰片 0.3 g，继续治疗。

2017 年 6 月 28 日诊：用上方近百剂，下血明显减少，疼痛基本消失，饮食复常，精神转佳。少腹下坠，大便不爽。鉴于下血、疼痛等主要标证相继消除，再治在扶正固本前提下，转而以解毒抗癌、散结消瘤为主。

内服方：生黄芪 45 g，太子参 13 g，焦白术 15 g，石斛 15 g，猪苓 30 g，鸡内金 9 g，砂仁 9 g（后下），焦三仙 9 g，当归 10 g，枸杞子 10 g，炒薏苡仁 10 g，莪术 10 g，三棱 10 g，乌药 9 g，香附 9 g，玄参 13 g，浙贝母 13 g，蒲公英 15 g，马齿苋 15 g，白花蛇舌草 25 g，仙鹤草 25 g，炙甘草 9 g，赤小豆 15 g，白茅根 30 g，大枣 5 枚。每日 1 剂，水煎服。

阴道冲洗剂：大黄 10 g，栀子 10 g，浙贝母 10 g，薏苡仁 15 g，莪术 15 g，云南白药 1 g，白花蛇舌草 25 g，马齿苋 25 g。每日 1 剂，水煎至 100 ～ 150 mL，用阴道冲洗器每天冲洗阴道 1 次。

2018 年 8 月 31 日诊：遵上法上方，随证加减，坚持治疗 1 年余，下血基本停止，少腹疼痛彻底消除，贫血状态得到纠正，精神全面好转。更令人欣喜的是，8 月 20 日经阴道镜检查，证实癌灶已消失。遂以当归补血汤、参苓白术散与归脾汤融合化裁，续服善后。

处方：生黄芪 30 g，当归 13 g，太子参 10 g，白术 10 g，薏苡仁 10 g，枸杞子 10 g，茯苓 30 g，砂仁 9 g（后下），鸡内金 9 g，焦三仙 9 g，阿胶粉 5 g（冲服），白花蛇舌草 20 g，炙甘草 9 g，赤小豆 15 g，白茅根 30 g。每日 1 剂，水煎服。

追访至 2021 年 5 月，仍健在。

按：本案初诊时，若以标本辨证分析病机，体质为本，其癌瘤之病为标；癌瘤与放化疗所致痛苦而言，癌瘤病灶为本，后者所致诸多痛苦（直肠与阴道下血不止，少腹及肛部坠胀疼痛不休等）为标。故其治疗，在扶正固本（益气固元、健脾和胃、滋阴养血）的基础上，着重摄血止血，凉血止痛，针对放、化疗造成的诸多副作用及主要痛苦，着力治标。方中重用生黄芪为君，臣以太子参，旨在益气扶正，使气旺则能摄血。佐以焦白术、茯苓健脾以生血、统血；当归、石斛、枸杞子、阿胶养血补血；砂仁、焦三仙调和胃气，以助气血生化之源；生地黄炭、荆芥炭、牡丹皮、三七粉、仙鹤草、赤小豆、白茅根凉血止血；马齿苋、白花蛇舌草清热解毒抗癌；玄参、浙贝母软坚散结；炒白芍（重用至45 g）、炙甘草相配，有柔肝止痛之功。最后大枣为使，取其甘味和中，健脾养血之功，同时助炙甘草调和诸药寒凉之性。由于病机分析到位，标本辨证分明，方药组成严谨，君臣佐使有序，治疗有的放矢，直切病机肯綮，故"首战告捷"。

在诸多标证即主要痛苦基本解除，正气渐复的形势下，从"用药如用兵"角度讲，进入"战略进攻阶段"。此时，当然要调整治疗策略，再治在扶正固本前提下，转而以解毒抗癌、散结消瘤为主，处方用药，加大抗癌、消瘤的力度。如此分期施治，内外兼治，整体调理，稳扎稳打，终获痊愈。

第七章 谈癌症的预防

改革开放以来，人民群众的生活如同"芝麻开花——节节高"，得到显著提高和改善。人民群众正在从对物质生活（吃、穿、住、行）的关切，转变为对健康的追求，对长寿的渴望。而要想健康、长寿，起码要做到不得病或少得病。说到病，这里向大家提一个问题，最凶恶的病（所谓凶恶，就是来势凶猛，痛苦最大，治之最难，死亡率最高）是哪一个？毫无疑问是癌症。

癌症在近半个世纪以来，已成为世界范围内的常见病和多发病，成为危害人民健康的凶恶病魔。癌症的发病形势虽然严峻，但癌魔并不可怕。在医学高度发达的今天，癌症可以得到很多手段的治疗，治疗技术越来越成熟，疗效越来越好；不但可以治疗，而且可以预防。

与治疗相比，癌症的预防更重要。下面就癌症的预防问题探讨如下。

一、疾病预防的重要性

祖国医学作为科学的医学体系，非常强调对疾病的预防。早在《内经》中，就明确提出"圣人不治已病，治未病""上工救其萌芽……下工救其已成，救其已败"，还借助生动的比喻，进一步阐释预防疾病的重要性："圣人不治已病，治未病；不治已乱，治未乱。""夫病已成而后药之，乱已成而后治之，譬犹渴而穿井，斗而铸锥，不亦晚乎？"中医注重预防疾病的理念与"预防为主""中西并重"的国家卫生战略指导思想不谋而合。仅此论述即可窥中医前瞻性及科学性之一斑。

二、癌症发生的根本原因

癌症发生的病原学原因，在于人体内部存在的癌症基因。正常情况下由于机体强大的抵抗力和免疫力，尤其是在强大的免疫监视功能的监视下，癌症基因处于被抑制或被"封闭"的"静止"（或"睡眠"）状态，体内气血运行正常，细胞代谢及发育、增殖正常，体内一切相安无事。一旦机体受到"邪恶"因素的侵袭和骚扰，破坏了机体内环境的平衡，打击和损伤了机体的抵抗力、免疫力，特别是造成免疫监视功能的紊乱和低下，癌症基因被不良因子激活，在失去"管制"的情况下细胞发生"基因突变"，拼命增殖，无序疯长，迅即形成癌瘤。"内因是变化的根据，外因是变化的条件"，根据这一观点，癌瘤形成的根本原因，在于我们机体本身，责之于机体本身的抵抗力和免疫力，尤其是免疫监视功能的受损和低下。

三、癌症的预防

癌症的预防涉及遗传因素、心理因素、生活方式、营养因素、环境因素等。遗传因素是"上天安排"，爹妈私传的，谁也改变不了；生活环境因素（指大气污染，空气污浊；土壤和水质污染，重金属和其他有毒物质的含量超标；噪声、电磁环境等）的治理和改善，除了主要依靠国家层面和社会力量以外，还要强调从我做起，人人养成爱护自然、保护环境的意识和自觉行为，起码做到不随地吐痰，不乱扔垃圾。一般认为，在上述诸因素中，生活方式可说是防癌的主要环节。下面着重讲解生活方式的防癌。

1. 养成良好的生活习惯——行为习惯防癌

（1）不吸烟（吸烟是导致肺癌的第一因素）；限酒，至少不酗酒（嗜酒无度者，肝癌、胃癌的发病率极高。我经常应邀到全国会诊，邀请者多数是癌症患者或其家属，其中肝癌者居多，而肝癌者中75%以上都与乙肝加喝酒有直接关系）。

（2）充分睡眠：睡眠是对各脏器乃至全身细胞的"充电"，尤其对心脏和大脑的养护有重要作用，睡眠可以养神，可以增强抵抗力和免疫力。

（3）作息规律：作息不规律的人，如彻夜玩游戏、打麻将、打扑克等，会降低人体免疫力。

（4）多喝水，莫憋尿，预防膀胱癌（饮水少，又长时间憋尿，易使尿液浓缩，尿中毒素在膀胱中滞留时间过长，刺激膀胱黏膜上皮细胞，从而演变致癌）。

（5）改变不良饮食习惯：许多癌症患者不曾想到自己的病是"吃"出来的。人得癌症，一部分与不良饮食习惯有关。所以，提倡健康饮食习惯。吃饭不要太热，不要太咸，不要太辣，要清淡，不要过于肥腻；少吃油炸、烤制、烟熏腊味及盐腌食品（其中所含的亚硝酸盐有极强致癌作用）；更不要喝被污染的水，不吃被污染的食物（如被污染的粮食、禽肉、禽蛋）、发霉的食品及剩饭剩菜等，防止病从口入。食物的新鲜程度是保障健康，特别是保障胃肠健康的主要因素之一，新鲜食物永远是餐桌上的"主角"。

总之，良好的生活方式及生活习惯是预防癌症的先决条件。

2. 保持良好的心态——心态情绪防癌

中医认为"气为百病之源"，经常生气、紧张、焦虑、压力大等情志因素可降低人体的免疫功能，使内分泌失调，新陈代谢紊乱，进而诱发癌症。所以保持良好的精神状态至关重要。为此，要做好以下几点：

（1）树立正确的"人生观""幸福观""苦乐观"，树立远大理想，着力培养对社会的责任心和事业心，培养大公无私的高尚情操；戒私欲、贪欲、色欲，"知足者常乐"，"美其食，乐其服，高下不相慕"，不与他人攀比，乐于常人生活，如此无私无欲，才能保持良好心态。

（2）面对困难或困境，不低头、不气馁，只要乐观面对，就没有过不去的"火焰山"；只要努力克服，就会迎来"柳暗花明又一村"。

（3）经常唱歌或跳舞，这些娱乐活动，可疏肝气、宣肺气、和胃气，可调畅周身气机，使脉络通畅，血液畅行；使人忘却烦恼，激情满怀；使人精神振奋，充满活力；可增强免疫力和抵抗力。唱歌可谓健康的"催化剂"，防癌、抗癌的"良药"。

3. 喝茶防癌

茶叶中富含的儿茶素具有较强的抗癌活性，所含的茶多酚有很强的抗衰老效果，所以每天适量喝茶有益于健康和防癌。茶叶中的儿茶素和茶多酚是癌症的"死对头"，尤其对肺癌、肾癌、子宫癌、肝癌、肠癌、皮肤癌的预防作用尤其显著。除了防癌，茶叶还有减肥、降血糖、消炎及增强免疫力等多种功效。

4. 饮食营养防癌

（1）少吃各种"红肉"，适量多吃鱼、禽肉、禽蛋及豆制品。大豆制品及麦芽、麦片、红薯可有效预防直、结肠癌；酸奶对肠癌有预防作用。

（2）多吃新鲜蔬菜，以下列品种最佳：蘑菇、木耳、西红柿；深绿色蔬菜（如芹菜），十字花科蔬菜（花椰菜、西蓝花、甘蓝、芥菜、胡萝卜、白萝卜等）。

有抗癌作用的蔬菜有：芦笋、花椰菜、卷心菜、西芹、甜椒、胡萝卜、金花菜、荠菜、苤蓝、雪里蕻、番茄、大葱、大蒜（含硒和镁）、黄瓜、大白菜等。

（3）多吃各种水果：①猕猴桃，富含维生素C，能阻止亚硝胺生成，从而防癌、抗癌。②柑橘类，富含维生素C，阻止亚硝胺生成，预防胃癌、乳腺癌、肺癌。③苹果，所含生物活性物质单宁，有较强的抗癌功能。④大枣，补脾胃，益气血，常吃可增强体质，提高免疫力。⑤山楂，活血化瘀，化滞消积，预防消化道癌。

5. 中药防癌

（1）六味地黄丸（汤）：六味地黄丸是宋代钱乙为小儿发育迟缓所制定的方剂，全方由熟地黄、山茱萸、山药、泽泻、牡丹皮、茯苓组成，三补三泻，开阖兼顾，药性平和，常服补益。为中医滋阴特别是滋肾阴的通用方。有学者根据《内经》关于"正气存内，邪不可干"，《医宗必读·积聚》"积之成者，正气不足，而后邪气踞之"的观点，从几个传统扶正方剂中筛选，发现本方有预防癌症发生的作用：①对化学致癌物诱发肿瘤有预防作用。②对自发性肿瘤有抑制作用。③抗突变作用。

已有研究资料提示，六味地黄丸预防肿瘤的可能机制有：①调节机体的免疫功能，如促进脾脏生发中心的淋巴样细胞增殖，提高 NK 细胞和淋巴细胞的细胞毒活性。②调控 p53 抗癌基因表达。③改善机体内分泌和代谢紊乱，如调节甲状腺功能、调整蛋白代谢、维护内环境稳定。

（2）乔氏防癌益寿茶：生黄芪、西洋参、枸杞子、猪苓、决明子、炒薏苡仁、赤小豆、绿豆、绿茶等，根据不同体质，按适当比例下料，超微粉碎加工，每天 3～5 g，开水浸泡后代茶饮。

6. 运动锻炼防癌

加强体育锻炼，增强体质，提高抵抗力和免疫力。体育锻炼的方式很多，如长跑、慢走、跳舞、游泳、打太极拳、练八段锦、练五禽戏和各种球类运动，可根据自身的年龄和爱好选择符合自身特点的项目，贵在坚持。

附一：乔保钧治癌验案举隅

1. 乳腺癌术后白细胞减少症案

吴某，女，38岁，医院职工，1991年1月19日初诊。

患者1年前发现乳腺癌，1990年10月行乳房切除术，术后持续化疗致白细胞显著减少，最低仅 2.2×10^9/L，经服清热解毒剂1个月无明显效果。刻诊：乏力、神疲，微恶风寒，容易感冒，食欲减退，大便稀溏。舌质淡红，苔薄白，脉沉无力。血常规化验：白细胞 2.4×10^9/L。脉证合参，证属中气不足，营虚卫弱。治宜补中益气，养营、固卫。拟补中益气汤、玉屏风散、桂枝汤融合化裁。

处方：生黄芪30g，白术10g，陈皮9g，升麻5g，柴胡9g，当归15g，白芍药30g，桂枝5g，防风15g，山药15g，鸡血藤30g，炙甘草5g，生姜1片，大枣2枚。每日1剂，水煎服。

上方为宗，稍有出入，连服百余剂，身疲乏力明显好转，感冒次数明显减少，精神转佳，恢复正常工作，虽坚持化疗，白细胞仍维持在 $(3.7 \sim 4.2) \times 10^9$/L。

按：本案不因诊断为癌症就盲目套用清热解毒之剂，而是立足中医辨证，抓住"中气不足""营虚卫弱"这一病机本质，以补中益气汤、玉屏风散、桂枝汤合而化裁，健脾补中，养营固卫，使营坚卫固，抵抗力增强，则可有效预防感冒，全身状况大为改善；使脾旺气足，化源充沛，则血可速生，白细胞自然上升。方中鸡血藤甘苦气温，色赤入营，补血活血，对放射线或化疗药物引起的白细胞减少症，有一定疗效，特予介绍。

2. 腹内多发性肿瘤，致持续发热案

李某，女，76岁，河南省孟津县老城乡农民，1992年4月7日初诊。

患者持续发热已2个月，体温波动在 $37.5 \sim 38.2$ ℃，当地按感冒治疗多日不效，近1周来每日体温39.7℃以上，无奈转诊于市医院。B超检查显示：①左上腹巨大实性肿瘤（a.腹膜后实性肿瘤；b.胰尾外生性肿瘤）。②左肾囊肿，左肾上极皮质肿瘤。③左肾旁淋巴结肿大。经西医支持疗法，抗生素静脉点滴及中药治疗，持续高热

不退，特求诊于余。刻诊：发热（体温：39.8℃），神疲，难以支持，纳呆，恶心，口苦，脘腹撑痛，大便干硬。舌质红，苔黑乏津，脉沉弦数。证为肝郁气滞，胃腑郁热。治宜疏肝理气，清热和胃。

处方：柴胡9g，黄芩9g，半夏9g，青皮9g，竹茹9g，石斛15g，郁金9g，槟榔9g，麦芽9g，神曲6g，枳壳9g，桔梗9g，炙甘草9g，生姜3片，大枣3枚。5剂，日1剂，水煎服。

1992年4月11日二诊：上药服后，纳食增进，脘腹撑痛减轻，精神好转，但仍发热（体温仍在38.5℃以上），口苦、大便干。

处方：柴胡9g，黄芩10g，防风9g，玄参15g，知母10g，槟榔10g，枳实9g，生石膏15g，白芍15g，牡丹皮9g，栀子9g，连翘15g，石斛13g，山楂13g，炙甘草6g，生姜3片。7剂，日1剂，水煎服。

1992年4月27日三诊：上药显效，体温降至正常，饮食大增，脘腹撑痛消失，精神转佳，下床活动，生活已能自理。大热之后伤及气阴，治当益气养阴善后。

按：本案发热日久，持续不退，据超声检查实与腹内肿瘤有关。然，值此肝气郁滞，腑气不通，热势鸱张，五脏受煎之际，当以治标为急。故搁置肿瘤于不顾，先以柴胡枳桔汤合温胆汤化裁，使肝气得疏，气不犯胃，则纳增、呕止，脘腹撑痛减轻，待中州安定，正气稍复，遂以柴胡达原饮化裁，透表清里，和解三焦。药证相符，热势速降，终以益气养阴收功。

3. 颈部癌瘤案

岳某，男，55岁，河南省伊川县公安局干部，1996年10月3日初诊。

患者2个月前左耳后下方出现一核桃大的肿块，当时无任何不适而忽视治疗。近月来肿块迅速增大，以至于颈部转动不灵，经洛阳医学高等专科学校附属医院（现河南科技大学第一附属医院）肿瘤科病理切片检查，确诊为"鳞状细胞癌"，建议手术切除。患者惧怕手术，特转诊于余，要求中药治疗。刻诊：自觉颈项强直、僵硬，累及左半头部胀闷疼痛，口腔张合受限，口干欲饮，小便黄，大便干。素嗜烟酒，性情暴躁、善怒。检查：发育正常，营养良好，左耳后颈下方可见一肿块，大如鹅卵，质坚如石，触之不痛，推之不移；颈部及锁骨窝、两腋下未触及淋巴结肿大现象。舌质红，边不齐，脉滑数有力，血压180/98 mmHg。脉证合参，证为肝气郁滞，痰热结聚。治宜疏肝理气，清热化痰，软坚散结。

内服消癌饮（自拟经验方）：玄参 30 g，猪苓 50 g，穿山甲 13 g（研粉冲服），天花粉 13 g，海藻 13 g，鳖甲 30 g，柴胡 9 g，白芍 30 g，生石膏 100 g，郁金 15 g，知母 15 g，川牛膝 30 g，夏枯草 30 g，7 剂，日 1 剂，水煎服。嘱其服药期间忌食酒酪刺激之品。

外敷消癌膏（自拟经验方）：阿魏、蟾酥、牛黄、麝香、生大黄、血竭等 17 味，每味适量，共研细末，香油调拌成膏，用纱布贴敷患处，每周更换 1 次。

1996 年 10 月 11 日二诊：头部胀痛消失，项部强直减轻，局部肿块之大小、质地尚无明显变化，大便偏稀；舌质红、边不齐、苔薄黄有津，脉象滑数，血压 128/68 mmHg。肝气已平，热象渐退，其治仍以清热化痰、软坚散结为主。上方去柴胡、白芍、生石膏、知母、夏枯草，以防寒凉伤胃。外敷药同上继用。

1996 年 10 月 18 日三诊：自觉头脑较前舒适，口腔开合较前灵活，项部转动较前自如，肿块开始变软、范围略有缩小，唯腹胀、舌质红、苔白、脉弦滑。前方加焦三仙各 9 g 继服，外贴药同上。

1996 年 10 月 25 日四诊：胀消、食增，自觉身力倍增，感神志清爽，局部肿块明显变软、范围缩小约 1/3。邪气渐退，正气来复。效不更方，上方继用。

1996 年 11 月 3 日五诊：肿块消失殆尽，患者喜不自禁。舌质红、苔白，脉弦滑略数。肿块虽消，但热毒未尽，恐其死灰复燃，故仍需巩固治疗，继用消癌饮 9 剂善后。

1997 年 2 月 13 日，患者登门致谢，检查一切正常，已恢复正常工作。

按：祖国医学对癌瘤的病因病机早有明确认识，其发于体表、颈部者，"多由肝经忿郁，胃腑痰瘀，经络不畅，则痰随气上升至颈。盖气也，痰也，皆能蕴而为热也，气遇痰则凝，痰有热则肿，结久不散乃成"（清代赵濂《医门补要》）。故其治疗，当以疏肝理气、清热解毒、化痰活瘀、软坚散结为主。消癌饮方即依此理组方，方中柴胡、白芍、郁金疏肝柔肝，理气活瘀；川牛膝活血祛瘀；玄参、知母、生石膏、夏枯草清解热毒；猪苓、天花粉化痰除湿；穿山甲、鳖甲、海藻软坚散结。用此方内服，配以消癌膏外敷，内消、外散，里外夹攻，对体表癌瘤之初始形成者疗效确切。如清代余听鸿《外证医案汇编》所云："其起之始，不在脏腑，不变形躯，正气尚旺，气郁则理之，血郁则行之，肿则散之，坚则消之。"

4. 直肠癌致大便下血案

高某，女，30岁，河南省三门峡市陕县（现陕州区）观音堂镇农民，1987年10月24日初诊。

患者素体康健，2个月来少腹坠胀疼痛，阵发性加剧，大便夹带血性黏液，里急后重，当地卫生院诊为"痢疾"，经用呋喃唑酮（痢特灵）、庆大霉素等住院治疗十多天，少腹胀痛不减，血便日益严重，特转诊我科求治。刻诊：大便下血，每日数次，其中血多粪少，夹带脓液，甚则纯血无便，血色鲜红，气味异常，伴少腹胀痛、里急后重，口渴喜饮，饮食尚可。检查：形体消瘦，精神尚佳，面色晦暗；体温正常；小腹腹肌紧张，按压疼痛。肠镜检查怀疑直肠癌（浸润型），取病灶组织经洛阳医学高等专科学校附属医院病理检查，确诊为直肠癌。舌质红、苔黄腻，边不齐，脉弦滑数。证为湿热毒邪结聚，下焦气机阻滞，灼伤肠道血络。治宜清热燥湿，凉血解毒，行气导滞。方用白头翁汤化裁。

处方：白头翁15 g，黄连9 g，黄柏10 g，苦参10 g，木香9 g，槟榔13 g，沉香3 g，大黄5 g，焦山楂13 g，枳壳7 g，地榆10 g，白芍30 g，白花蛇舌草30 g。10剂，日1剂，水煎服。

1987年11月10日二诊：上方显效，胀失，痛消，大便下血明显减少，患者喜不自禁，唯后重不除。舌质红、苔黄略腻，脉弦滑数。病虽有减，病机未变，治疗仍宗上方，减槟榔为9 g，加仙鹤草30 g，继进10剂。

2个月后患者登门相告：上药尽剂，血止痛失，精神大振，已恢复正常劳动。遂劝其趁正气不虚及时手术，以求根治。

按：本案下血，显系肠癌所致。治疗立足中医辨证，不受西医诊断所圄。根据少腹胀痛、里急后重、便带脓血等兼症分析，证乃湿热毒邪结聚，阻滞下焦气机，灼伤肠道血络所致。其病机恰与湿热疫毒痢相同，故可异病而同治，方选白头翁汤为基础，重在清热燥湿，凉血解毒，加苦参助黄连、黄柏以燥湿；加白花蛇舌草，助白头翁以解毒；加大黄、地榆、白芍、仙鹤草，增凉血止血之功；加木香、槟榔、沉香、焦山楂、枳壳行气导滞。谨守病机，据证用药，效如桴鼓。

5. 肺积（肺癌）案

马某，男，66岁，军队离休干部，1984年12月29日初诊。

患者1983年10月因肺癌在北京某院切除左肺，术后坚持放疗数月，一般情况尚可。近半年来身体虚弱，频繁感冒，咳嗽阵作，痰带血丝，屡经中西药治疗罔效。于1984年8月赴原手术医院复查，胸部X线片显示：右肺门旁可见结节状阴影，痰液涂片检查有癌细胞，建议继续放疗。患者对放疗失去信心，特转诊于中医求治。刻诊：胸闷气短，咳嗽频作，痰黄夹带血丝，乏力、倦怠、纳呆，便溏，小便频数。面色苍白，形体消瘦。舌质暗淡，舌体胖大，苔黄厚腻，脉沉无力。血常规化验：血红蛋白110 g/L，白细胞 3.6×10^9/L，红细胞 3.2×10^{12}/L，中性粒细胞0.79，淋巴细胞0.21。证为脾虚气馁，痰热毒邪蕴肺，肺络损伤，宣肃失常。治宜益气健脾，清热解毒，化痰宣肺。

处方：西洋参10 g，生黄芪30 g，当归15 g，麦冬13 g，川贝母10 g，炙百合15 g，天花粉10 g，山药15 g，胆南星9 g，三七3 g（研末冲服），砂仁10 g，猪苓50 g，鳖甲15 g（先煎），羚羊角粉1 g（另包冲服），白茅根30 g，大枣3枚。日1剂，水煎服。

二诊：服上方15剂，饮食增加，精神明显好转，痰血减少，大便稍溏，舌质淡，苔白厚，脉沉弦。既获佳效，仍按上方继服。

三诊：又服30剂，身力大增，可自行外出散步、购物，咳嗽轻微，痰血偶尔可见。近因饮食不慎，纳呆、腹胀、便溏，舌淡红，苔白略厚，脉沉无力。宗上方，加焦三仙各9 g、白扁豆10 g，继服。

四诊：上方稍事出入，续服60余剂，自觉症状基本消失，体重较初诊增加3 kg，X线片复查显示右肺门阴影明显缩小。

处方：西洋参10 g，羚羊角粉1 g（另包冲服），浙贝母15 g，鳖甲30 g，猪苓50 g，三七5 g，山豆根15 g，天花粉15 g，桔梗9 g，山慈姑15 g，重楼30 g。7倍剂量，共为细末，装胶囊。每日3次，每次7粒。

调治近1年，诸恙皆失。跟踪追访至1989年，体健如常。1989年5月还到广州等地游玩20余天，虽奔波劳顿亦无不适。1990年1月因感冒高热合并心力衰竭而逝。

按：乔老对各种癌瘤的术后治疗，强调益气养阴，扶正固本，每以西洋参或生黄芪为君，重在补气，佐以麦冬、当归养血益阴，同时重视健脾益胃，顾护后天之本。在此基础上，酌加清热解毒、化痰散结之品，融入"乔氏抗癌消瘤汤"诸药。对猪苓、鳖甲尤其推崇。鳖甲咸寒，既清热滋阴，又活血软坚，散结消癥，研究发现该药能抑制癌细胞增长，使各种癌瘤软缩，与乔老经验不谋而合；猪苓味甘性寒，利水渗湿，化痰消肿，所含猪苓多糖，经药理实验证明有一定抗癌作用。故乔老治疗各种癌瘤，

乔振纲老中医治癌经验

皆喜重用之，少则 30 g 或 50 g，多达上百克，只要守方而用，终可获效卓然。

6. 舌疗（舌癌）案

王某，男，60 岁，干部，1983 年 8 月 3 日初诊。

半年前，患者舌下生一硬疗，大如黄豆，坚硬如石，自觉舌体僵硬、胀痛，转动不灵，影响进食，先后求诊于郑州、上海等地，经两次病检，确诊为舌癌。医院动员手术切除，患者惧而拒之，继用冷冻、化疗治疗 4 个月无明显效果，且疼痛日剧，特求诊于余。刻诊：舌体胀痛，僵硬不遂，口苦咽干，心烦眠差，暴躁易怒，便干溲赤。查见：身体略瘦，痛苦病容；舌尖部下面偏右外侧三分之一处，可见黄豆大小的硬疗，色暗红，质硬如石，痛不可触；舌质红，边尖有瘀斑，苔薄黄乏津；脉弦滑数。证因心火炽盛，炼津为痰，郁火化毒，循经上攻，痰、火、毒邪积聚舌下而成。治宜清心化痰，泻火解毒，软坚散结。

处方：玄参 15 g，生栀子 9 g，生地黄 9 g，生大黄 9 g，浙贝母 15 g，山豆根 10 g，白术 10 g，薏苡仁 13 g，猪苓 50 g，鳖甲 30 g，柴胡 6 g，生白芍 13 g，牡丹皮 9 g，重楼 15 g，生甘草 6 g。水煎服，每日 1 剂，分次频服。

9 月 5 日二诊：服上药 30 剂，舌体疼痛渐减，舌体较前灵活，进食较前舒适，大便稍溏，每日 2 次；舌质红，边尖有瘀斑，苔薄黄，脉弦滑。舌下包块颜色由暗转红，触之硬痛有减。治疗宗上方，去生大黄，改生栀子为炒栀子，以防过寒损伤中阳，另加大枣 3 枚健脾护胃，继服 30 剂。

10 月 7 日三诊：舌下硬疗变软变小，疼痛大减，心烦已失，睡眠转佳；舌质红，苔薄黄，脉弦滑。

处方：玄参 15 g，浙贝母 15 g，鳖甲 30 g，猪苓 50 g，白术 10 g，薏苡仁 13 g，生牡蛎 15 g，山豆根 15 g，郁金 13 g，重楼 15 g，生甘草 10 g。每以 5 倍用量共为细末，装胶囊，每服 5 ~ 7 粒，每日 3 次。

连续口服近 1 年，舌下硬疗消失，舌体功能复常。至今无恙。

按：舌为心之苗，脾为其本也，心脉系舌本，脾脉络舌旁。患者禀性刚直，所愿不遂，心绪烦扰则生火；思虑伤脾则湿郁。郁火化毒，灼津为痰，痰湿随火毒循经上攻，蕴积于舌下，遂成舌癌。可见，湿、痰、火、毒诸邪结聚为病机之标，心火炽盛乃致病之本。治以白术、薏苡仁健脾除湿，以浙贝母、山豆根、猪苓、重楼清热解毒、化痰散结，以鳖甲、牡丹皮活瘀软坚，针对病机之标；尤以玄参、生栀子、生地黄、生大黄、生甘草清心泻火，力主治本；少用柴胡、生白芍疏肝解郁，调畅情志。如此，湿气得除，心火得消，痰无由生，气畅志舒，毒邪可化，癌肿渐而消散。这种既重视局部病灶，又着眼内脏调理的整体治疗观，是本案获效的关键。

7. 石疽（肠癌术后髂外转移）案

王某，男，44岁，干部，1987年6月15日初诊。

患者1年前曾反复出现血便，形体亦日渐消瘦，经纤维结肠镜检查，又经病理切片证实，诊为"结肠癌"。1986年6月于某院手术切除。术后旬日，右臀部出现疼痛，持续不休，甚则不能侧卧，局部皮色异常，亦无肿块可见，以止痛片艰难度日。1年后，右臀部肿块渐起，皮色略暗，质地较硬，按之疼痛，原手术医院病理切片活检发现有癌细胞，诊为"结肠癌髂外转移"，建议手术切除。该患者虑已体弱，耐受不住，拒而转诊于中医。自诉病灶刺痛，累及右臀部酸胀难忍，不能右侧卧，伴纳呆、乏力、便溏。查见：形体消瘦，痛苦病容；右臀外侧可见一鹅卵大小的肿块，色暗质硬，表面不平，推之不移，痛不可触；体温37.8 ℃，白细胞 3.6×10^9/L，中性粒细胞0.59，淋巴细胞0.41；舌质淡红，苔白厚腻，脉沉弦。证乃脾虚气弱，热毒与寒痰互结，积于臀部所致。治宜益气健脾，温阳化痰，清热解毒，方用补中益气汤与自拟"克癌灵"融合化裁。

处方：生黄芪30 g，太子参13 g，当归身15 g，酒川芎9 g，怀山药10 g，炒麦芽9 g，神曲9 g，砂仁9 g，炙附子6 g，生牡蛎13 g（先煎），猪苓50 g，鳖甲30 g（先煎），重楼15 g。15剂，每日1剂，水煎服。

6月30日二诊：饮食大增，精神好转，病灶疼痛减轻，质地略软，肿块皮色转红，且有轻度发痒，二便转调；舌质红，苔白略腻，脉沉弦。

处方：生黄芪30 g，太子参13 g，玄参15 g，生牡蛎15 g（先煎），猪苓50 g，鳖甲30 g（先煎），当归身15 g，穿山甲10 g（研粉冲服），皂角刺9 g，金银花30 g，防风9 g，制附子6 g（先煎），没药9 g。15剂，每日1剂，水煎服。

7月20日三诊：肿块溃破，内溢淡黄色血水，腥臭异常；舌质淡红，苔白，脉弦滑。宗上方再服15剂，同时请外科清创引流，每日1次。

8月15日四诊：疮口分泌物渐停，肿块亦消，疮口周围已有肉芽新生。上方去穿山甲、皂角刺、没药，续服30剂，外科常规清创消毒，每日1次。

9月20日五诊：疮口愈合，右臀痛失，饮食倍增，精神大振；舌质红、苔白脉和缓。

处方：生黄芪15 g，当归身15 g，玄参13 g，浙贝母15 g，鳖甲30 g，猪苓50 g，蜈蚣3条，制乳香9 g，制没药9 g，重楼15 g。每以5倍剂量加工成粉，装胶囊。每日3次，每服5～7粒，以防"死灰复燃"。

1年后追访，面色红润，体胖有力。坚持正常工作至今。

按：本案肿块，由结肠癌术后转移所致。因其质硬如石，祖国医学称之为"石疽"。乔老受《医宗金鉴》"石疽寒凝瘀血聚，生于腰胯最缠绵，坚硬如石皮不变，时觉木痛消溃难"的启迪，深刻认识其"正虚邪实""寒凝"与"瘀""毒"互结的病理本质，在健脾和胃、补气养血的同时，温经化痰，活瘀解毒，方熔温、消、清、补于一炉，使脾胃健，气血充，托毒外出，阳气复，寒凝散，"石疽"终而痊愈。

8. 乳癖（乳腺管内瘤）案

咸某，女，48岁，河南省洛阳市涧西区居民，1986年4月26日初诊。

患者3个月前右侧乳头发红发热，继而溢流血性液体，经某院肿瘤科针吸细胞学检查，发现恶变细胞，诊断为"乳腺管内瘤（恶性）"，动员手术切除乳房，患者拒之，特转诊于余。刻诊：右侧乳头发热，不断溢流血性液体，口苦咽干，不欲饮水，心烦眠差，月经3个月未至，小便黄赤，大便略干。查见：营养良好，形体偏胖；右侧乳头塌陷，色黑暗，乳晕区内可触及1.5 cm×1.5 cm的肿块一个，质稍硬，推之可移；舌边暗红，苔中部黄腻，脉沉弦略数。证因肝经热郁日久，化火化毒，灼伤血络则乳衄；火热炼津为痰，痰血与火毒互结，积于乳房而成肿块。治宜清肝泻热，凉血解毒，化痰活瘀，软坚散结。方用龙胆泻肝汤与自拟"克癌灵"融合化裁。

处方：柴胡9 g，生白芍30 g，龙胆草9 g，生地黄9 g，大蓟9 g，小蓟9 g，荆芥炭5 g，玄参30 g，猪苓50 g，鳖甲30 g，山豆根15 g，三七3 g（研末冲服），穿山甲15 g（研粉冲服），重楼15 g，白茅根30 g。水煎，每日1剂，分次频服。

5月27日二诊：上方续服25剂，乳头溢血逐渐减少，口苦亦失，舌之腻苔渐化，大便转溏，舌质红，脉沉弦略数。药既见效，不大更改，仅去龙胆草之苦寒，以防损伤中阳，加大枣3枚，以顾护胃气，水煎续服。

6月15日三诊：服上方18剂，乳头溢血停止，右乳包块明显缩小，睡眠转佳，二便复常。舌尖红，苔薄黄，脉弦缓。再次治疗，仍宗"克癌汤"化裁。

处方：玄参 50 g，浙贝母 15 g，鳖甲 30 g，猪苓 50 g，天花粉 15 g，生牡蛎 15 g（先煎），柴胡 9 g，赤芍 13 g，白芍 13 g，郁金 15 g，三七 3 g（研末冲服），草河车 15 g。每以 3 倍用量，共为细末装胶囊，每服 5 ~ 7 粒，每日 3 次口服。

8月20日四诊：经服上药，治疗 2 个月，乳头溢血未再发生，乳房肿块渐而消散。月经虽于 7 月 10 日来潮，但内夹血块，少腹坠胀。遂拟逍遥散与柴胡疏肝散化裁组方，调理月余而愈。追访至今体健如常。

按：乔老认为，热毒内蕴，痰热结聚为各种癌瘤的共同病理基础。就本案而言，因肝藏血，其经脉布两胁，络两乳，肝经郁热日久，化火化毒，灼伤血络则溢血；痰滞血瘀，积于乳房则为肿块。总因肝经郁热，化火化毒，痰滞血瘀所致。治疗在清肝、疏肝的前提下，凉血解毒，化痰活瘀。病处正盛邪实阶段，治无虚虚之虑，故用药立足祛邪，量大力宏，势如破竹，力求速胜。

附二：我为中医代言

——2018年6月受CCTV4频道《中国当代名医》栏目邀请，做"我为中医代言"的演讲

我是乔振纲。我出身于祖传六代的中医世家，受家庭影响，自幼立志岐黄。中学阶段即在父亲的指导下，学习中医基础知识。及至高中毕业，不但初步掌握了中医的基本理论和诊病的基本技巧，更重要的是，被博大精深的中医学术思想所吸引，从此深深地爱上了中医。1968年上山下乡，到农村当上了赤脚医生，我用一根针和一把草为农民群众治病，确确实实治好了许多常见病，尝试到了成功的快乐，坚定了一辈子干中医的信心。

1978年，我考上了河南中医学院。经过5年的本科学习，我的理论水平和实践能力有了飞跃性的提高。毕业后我一直从事中医临床，数十年的中医历程，使我深刻体会到，做一名中医不简单，做一个高明的中医，必须具有医家的功底，哲学家的思维，科学家的头脑，军事家的胆识，尤其必须具备佛家的善心。

数十年来的临床实践，使我实实在在地感到中医治病的确切疗效。中医不仅能够有效地治疗常见病、多发病，而且能够治疗许多疑难病，诸如糖尿病、冠心病、肝硬化、肾衰竭、红斑狼疮等，对于世界性难题——癌瘤，也有奇迹般的疗效。中医的确切疗效，是由它的理论的科学性所决定的。

中医的科学性，首先在于它有系统而又严密的理论体系。它的理论体系是以人类传统文化的精华——阴阳学说为根基，在与疾病的长期斗争和实践中，逐步发展并形成了日臻完善的阴阳五行学说，逐步建立起"天人合一"观及人体的精、血、气、神与五脏六腑互相联系、互相为用的"整体恒动"观，创立了独具特色的"辨证论治"学术思想和治疗体系。中医学，无论从认识论，还是方法论的角度讲，都经得起现代哲学（辩证唯物论）的检验，经得起系统控制论、"黑箱论"及现代生物化学等现代科学的检验，更经得起临床实践而且已经经过数千年临床实践的检验。尤其是用来治病的中药，取自然之元素，凝天地之精气，调人体之阴阳，其科学性及疗效之确切性不言而喻。

中医的科学性，决定了中医具有强大的生命力和发展力，决定了中医的永恒。

习近平总书记曾明确指出，中医药学凝聚着深邃的哲学智慧和中华民族几千

年的健康养生理念及其实践经验，是中国古代科学的瑰宝，也是打开中华文明宝库的钥匙。希望广大中医药工作者增强民族自信，勇攀医学高峰，深入发掘中医药宝库中的精华，充分发挥中医药的独特优势，推进中医药现代化，推动中医药走向世界。

钱学森曾以科学家的敏锐眼光明确指出，人体科学的方向是中医，并高瞻远瞩地预言，21世纪医学发展的方向是中医。

让我们更加努力，更加奋发有为，以更加骄人的业绩，满怀信心地迎接中医世纪的到来！

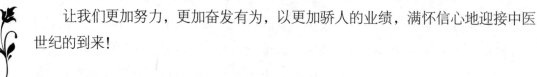

图书在版编目（CIP）数据

乔振纲老中医治癌经验 / 乔振纲主编. —郑州：河南科学技术出版社，2021.8
ISBN 978-7-5725-0500-3

Ⅰ. ①乔… Ⅱ. ①乔… Ⅲ. ①癌—中医临床—经验 Ⅳ. ①R273

中国版本图书馆CIP数据核字（2021）第132338号

出版发行：河南科学技术出版社
　　　　　地址：郑州市郑东新区祥盛街27号　　　邮编：450016
　　　　　电话：（0371）65788613　　　65788625
　　　　　网址：www.hnstp.cn
责任编辑：武丹丹
责任校对：崔春娟
封面设计：张　伟
责任印制：张艳芳
印　　刷：河南瑞之光印刷股份有限公司
经　　销：全国新华书店
开　　本：787 mm × 1 092 mm　　1/16　　印张：10.5　　字数：192千字　　插页：8
版　　次：2021年8月第1版　　2021年8月第1次印刷
定　　价：59.80元